公共卫生与预防医学实践

万剑青 张伟丽 马波 时维贵 周勇 赵学智 主编

吉林科学技术出版社

图书在版编目（ＣＩＰ）数据

公共卫生与预防医学实践 / 万剑青等主编. -- 长春 ：
吉林科学技术出版社，2024．6． -- ISBN 978-7-5744
-1651-2

Ⅰ．R1

中国国家版本馆 CIP 数据核字第 20248A0N09 号

公共卫生与预防医学实践

主　　编	万剑青　等	
出 版 人	宛　霞	
责任编辑	井兴盼	
封面设计	郭　伟	
制　　版	郭　伟	
幅面尺寸	185mm×260mm	
开　　本	16	
字　　数	150 千字	
印　　张	10	
印　　数	1~1500 册	
版　　次	2024 年6月第1 版	
印　　次	2024年10月第1次印刷	

出　　版	吉林科学技术出版社
发　　行	吉林科学技术出版社
地　　址	长春市福祉大路5788 号出版大厦A 座
邮　　编	130118
发行部电话/传真	0431-81629529 81629530 81629531
	81629532 81629533 81629534
储运部电话	0431-86059116
编辑部电话	0431-81629510
印　　刷	廊坊市印艺阁数字科技有限公司

书　　号	ISBN 978-7-5744-1651-2
定　　价	60.00元

公共卫生与预防医学实践

编委会

苟立娟　天津市静海区王口镇中心卫生院

项丹红　上海市闵行区妇幼保健院

前　言

　　在全球化与城市化快速发展的今天，公共卫生与预防医学显得越发重要。本书《公共卫生与预防医学实践》旨在探讨公共卫生与预防医学的前沿实践，为构建健康社会提供科学指南。本书从疾病预防、健康教育、卫生管理等方面的知识来帮助读者更加深入地理解公共卫生的重要性，并掌握预防医学的核心理念。通过本书，我们期望能够激发更多人参与到公共卫生与预防医学的实践中来，以共同推动全球健康事业的发展。让我们携手一起努力，为构建一个人人享有健康的世界贡献自己的一份力量。

目　录

第一章　公共卫生与预防医学概论 ……………………………………… 1

    第一节　公共卫生与预防医学概述 …………………………………… 1

    第二节　公共卫生与预防医学的特征 ………………………………… 8

    第四节　公共卫生与预防医学的发展历程 …………………………… 14

第二章　公共卫生的影响因素 …………………………………………… 23

    第一节　社会经济与公共卫生 ………………………………………… 23

    第二节　社会文化、行为与公共卫生 ………………………………… 26

    第三节　生物因素与公共卫生 ………………………………………… 33

    第四节　环境因素与公共卫生 ………………………………………… 36

    第五节　公共卫生服务与公共卫生 …………………………………… 40

第三章　公共卫生健康教育 ……………………………………………… 46

    第一节　公共卫生健康教育概述 ……………………………………… 47

    第二节　公共卫生健康教育的实施步骤 ……………………………… 53

    第三节　公共卫生护士在健康教育中的作用 ………………………… 59

    第四节　公共卫生健康教育中的伦理问题 …………………………… 64

第四章　预防医学 ………………………………………………………… 71

    第一节　预防医学概述 ………………………………………………… 71

    第二节　医学模式及健康观 …………………………………………… 74

    第三节　三级预防与五层次预防 ……………………………………… 78

    第四节　预防医学的发展 ……………………………………………… 82

第五章　传染病的预防与控制 …………………………………………… 93

    第一节　国内外传染病形势 …………………………………………… 93

    第二节　传染病传染的过程 …………………………………………… 94

　　第三节　传染病流行的途径 ………………………………………… 96

　　第四节　传染病的防控措施 ……………………………………… 103

　　第五节　预防接种工作 …………………………………………… 107

第六章　卫生管理 ……………………………………………………… **124**

　　第一节　管理理论与管理职能 …………………………………… 124

　　第二节　卫生事业管理与卫生事业管理学 ……………………… 127

　　第三节　卫生管理的基本原理与常用方法 ……………………… 130

参考文献 ………………………………………………………………… **152**

第一章　公共卫生与预防医学概论

第一节　公共卫生与预防医学概述

医学是研究人体正常和异常的生命过程，以及同疾病做斗争、促进健康的科学知识体系与实践活动。随着科学技术发展和社会进步，人们对医疗卫生服务的需求已经不再是有病就医，而是健康长寿。世界卫生组织将健康定义为身体上、精神上和社会适应上的一种完好状态。随着健康观念的转变，科学医学的目标已经从减轻病人的痛苦与恢复健康扩展到维护健康，进而发展到促进健康。医学模式已经从生物医学模式向生物—心理—社会医学模式转变，现代医学模式强调影响健康有多种因素，特别是社会心理因素。

医学学科主要是由基础医学、临床医学、公共卫生与预防医学等一级学科组成，每个一级学科都具有自己的研究对象和工作任务。基础医学是用微观方法来研究人体组织结构、生理、生化机制，为疾病诊治和健康促进提供基础资料；临床医学是面对患者进行病因诊断、治疗、个人预防和康复的学科，受益对象仅仅是个人；公共卫生与预防医学的研究对象主要是群体，其研究内容概括了自然环境和社会环境对人群健康危害的各个方面，利用三级预防措施使社会全人群受益。比如针对糖尿病的研究，基础医学主要研究糖尿病发病机制；临床医学重点关注其诊断、治疗；公共卫生与预防医学则研究糖尿病病因、疾病分布、早期诊断指标、健康教育、患者自我管理及人群行为干预等。公共卫生与预防医学是随着人类健康概念和医学模式发展而产生的医学一级学科，该学科以生物—心理—社会医学模式为指导，以三级预防措施为原则，通过利用各个学科知识、方法，以达到改善和促进人类健康的目的。

一、公共卫生与预防医学的概念

公共卫生与预防医学的概念经历了漫长的历史演进过程，使人们对公共卫生的理解也在不断变化和日益深入。人类在为适应环境而生存，为生存而与疾病做斗争的过程中，逐步认识到人类的疾病与环境有着密切关系。早期"公共卫生"的概念主要表现为卫生学。卫生学是一门研究疾病与环境的关系的学科，该学科阐明环境因素对人体健康影响的规律，提出改善环境和利用环境因素的卫生要求，以达到预防疾病、促进健康和提升生活质量的目的。卫生学主要强调自然环境因素对人类健康的影响，主要以环境卫生、职业卫生、营养与食品卫生、儿童少年卫生、放射卫生等为研究领域。

根据现代医学模式和现代健康观念，从自然环境到社会环境、从生物因素到社会心理因素、从宏观解剖生理到微观的细胞分子水平，全方位关注健康和健康影响因素成为共识，而仅仅关注自然环境与健康关系已经不能满足公共卫生需求。在此基础上，预防医学概念替代了早期卫生学概念。预防医学是研究社会人群健康和疾病发生、发展、转归的本质与规律，探讨内外环境和社会活动对人类健康和疾病的影响，制定预防、控制、消灭疾病发生和流行的对策，着眼优化和改善人类生存环境，创造和维护有利于人类身心健康的最佳劳动和生活条件，保护劳动力、促进人类健康、提高人类生命价值的科学和技术。自从"预防医学"的概念引进到我国，众多的学者将其和公共卫生完全视同一体。预防医学作为医学的一个分支，致力促进健康、预防疾病和过早的劳动力丧失，促进健康活动可以在个体、社区和全人群水平进行。预防医学要求的能力不仅包括生物统计学、流行病学、管理学（包括卫生项目的计划、组织、管理、预算和评估）、环境卫生，同时要求能够理解和应用社会与行为因素、营养与食品、工作环境中的危险因素对健康和疾病的影响，而且能够将一级预防、二级预防、三级预防的方法应用于医学。

随着改革开放和社会经济发展，我国疾病模式逐渐从以传染病为主的模式转变为以传染病与慢性非传染性疾病共存的模式。这在客观上要求医疗卫生的研究、人才培养和工作能够适应疾病模式转变，在更宽、更广的范围内运用最少的卫生资源，采取最佳的组织模式，最大化地预防疾病，以促进人类健康。新的疾病预防控制和健康促进任务，仅仅依靠医疗卫生部门已经无法解决问题。实践证明，预防控制疾病与伤残、改善与健康相关的自然和社会环境、提高医疗卫生服务水平、培养公众健康素养等工作任务，需要政府主导、多部门合作，以及公众广泛参与。公共卫生概念逐渐被世界广为认可。

公共卫生就是组织社会共同努力，改善环境卫生条件，预防控制传染病和其他疾病流行，培养良好卫生习惯和文明生活方式，提供医疗卫生服务，达到预防疾病、促进健康的目的。公共卫生的目的不仅是预防疾病，而且要进一步促进全人类的健康，并且维护与促进健康的活动是有组织的。因此，为了实现这一目的的所有活动都属于公共卫生范畴。

二、对公共卫生与预防医学概念的正确理解

根据公共卫生概念，我们可以认为公共卫生是社会问题，公共卫生的核心是公众的健康，公共卫生服务于社会全体成员，公共卫生的实质是公共政策，公共卫生实践需要循证，下面对此一一解释。

（1）公共卫生是社会问题

从以上几个有代表性的公共卫生定义可以看出，虽然公共卫生一直被人们理解为医学科学的分支之一，但是公共卫生本身所具有的意义已超出了医学科学范畴，而且有极为重要的社会学意义——公共卫生是体现社会发展的一个重要指标。从严格意义上说，公共卫生其实是政府的一个职能，它主要涉及与公众有关的健康问题，如预防疾病、促进健康、提升生活质量。其主要目的是在政府的领导下组织社会共同努力，保护和促进人民群众健康。公共卫生是社会公共服务的重要组成部分，公共卫生服务对于实现经济和社会的协调发展具有重要的作用。

（2）公共卫生的核心是公众的健康，如预防疾病、促进健康、提升生活质量

随着社会经济的不断发展，它的范围也越来越广，但是核心问题还是公众的健康问题。健康是人世间最宝贵的财富，健康是人类最基本的权利，健康是生存最重要的

前提。没有健康，我们将一事无成。保护和促进健康，不仅是卫生事业的根本任务，也是国家和世界发展的重要社会指标。公共卫生工作的使命就是通过对疾病、伤害和残疾等公共卫生问题的预防控制，确保经济发展、社会进步及国家安全，促进人类健康，提升生活质量。

（3）公共卫生服务于社会全体成员

公共卫生不同于个人卫生，也不等同于个人卫生总和。公共卫生的最终目的是通过有组织的社会努力改善环境卫生、控制疾病、开展健康教育，保障社会每位成员个人卫生。它不像个人卫生那样只涉及某个人，而是涉及社会全体成员。公共卫生和医疗保健共同服务于人类的健康，但医疗保健服务的对象是个体（患者），而公共卫生则服务于全体社会成员。在实践中，医疗保健更多的是针对疾病本身，而公共卫生主要是为人们提供卫生服务（如传染病的防治），逐步促进人们健康行为的改变，不断完善健康环境，其范围从传染病防治到社区卫生，几乎覆盖了我们生活中的方方面面。

（4）公共卫生的实质是公共政策

这就是根本上与具有公共权力和权威的政府直接相关，也需要由政府建立健全公共卫生体系，制定公共卫生政策，颁布公共卫生法律。从历史上来看，公共卫生的发展自始至终离不开政府的介入。政府之所以愿意介入公共卫生，一方面，是因为公众对健康的需求不断提升，政府为提高其合法性，必须对公共健康不断供给；另一方面，也因为公共健康作为一项重大的公共政策提高了国家控制社会的能力。卫生政策实质上是一项公共政策，其涉及全体社会成员。在有限的资源条件下，公共政策的趋向和政府作用就是改善公平、提高效率、促进发展。具体就公共政策而言，是要通过制定和实施旨在以投资于人民健康的基本公共卫生服务政策，使有限的卫生资源得到充分利用，促进人类健康发展，保障人类健康安全，缩小健康差距，消除健康贫穷。

（5）公共卫生实践需要循证

近年来，公共卫生工作者也逐渐意识到利用循证医学的思想来解决工作中存在的问题的必要性。人类的健康受到众多因素的影响。从宏观的自然生态系统和复杂的社会经济环境到微观的个体庞大的基因体系，复杂的病因网络使公共卫生干预活动几乎无从下手。在卫生资源越来越紧张的情况下，如何利用有限的资源而提供最佳的服务，是决策者当下必须考虑的问题。只有以科学证据为基础、综合考虑资源和价值的情况下进行的决策，才能达到这样的目的。为此，越来越多的人意识到，公共卫生实践同样需要循证。当然，公共卫生领域中的循证实践过程不能完全套用循证医学的那一套理论。与针对患者个体的临床干预相比，公共卫生干预倾向更加复杂和有计划性，并且受干预实施的具体环境、背景的影响。用来评价其干预效果的证据必须足够全面，并且能够涵盖这些复杂性。

三、医学（医疗服务）、预防医学和公共卫生的联系与区别

公共卫生是医疗服务的基础，而医疗服务是公共卫生的延伸。公共卫生体系包括传染性疾病、非传染性疾病、职业病等疾病诊治，以及公共卫生突发事件的医疗救助。医疗服务和公共卫生是两种完全不同的经济物品，两者服从的经济规律完全不同，因而，应该区别对待，具有公共性质的只能是公共卫生服务，医疗服务最好由市场供应，而公共卫生服务必须由政府主导。公共卫生服务是一种成本低、效果好的服务，但又是一种社会效益回报周期相对较长的服务。单纯依靠市场或社会力量提供显然达不到目标，因此，世界各国都采取以政府为主要力量投入的方式。

公共卫生既是一个概念，也是一种社会组织、专业学科、技术和实践形式。它包含广泛的服务、组织、专业团队、行业和非技术职业。它是一种思维方式、一系列学科、一种社会组织和实践方式。公共卫生专业体系正在不断扩大，它要求其从业人员的专业知识和技能不断提升。公共卫生学科主要包括流行病学、社会医学（健康行为）、卫生服务管理、生物统计学、环境健康学、环境卫生、健康促进和健康教育等；医学的专业主要包括内科学、外科学、预防医学、儿科学、妇产科学和放射学等。因此，医学和公共卫生有着一定的联系和区别，公共卫生的实践由医生和其他专业人员协同实施。实际上，在美国，公共卫生更多的是由护士、环保人士、流行病学和健康教育工作者实施，而不是医生。而医学，通常被定义为与照料患者相关的行业，其从业人

员包括专业技术人员、民间医生和家庭成员。医学是一个广泛的人类活动领域。医学的最高原则是维持健康和预防疾病。但是，在现代发达国家，医学压倒性地致力于疾病治疗。

预防医学作为医学的一个分支，它主要服务于公共卫生。预防医学致力于健康促进、预防疾病和过早的劳动力丧失。健康促进活动可以在个体、社区和全人群水平进行。预防医学要求的能力不仅包括生物统计学、流行病学、管理学（包括卫生项目的计划、组织、管理、预算和评估）、环境卫生，同时要求能够理解和应用社会与行为因素、营养与食品、工作环境中的危险因素对健康和疾病的影响，而且能够将一级预防、二级预防、三级预防的方法应用于医学。因此，预防医学是包含了公共卫生知识和医学技能的一个专科，但从事预防医学实践的人员必定是医生。预防医学是医学和公共卫生的交集。但它主要的不同在于：公共卫生从业人员包括了大量的非医生，同时当医生从事预防医学实践时，通常发现他们自己在公共卫生体系中处于领导和权威位置，并承担相应的责任。

许多人认为，医学和公共卫生两者难以区分，医学主要应用于患者个体的疾病诊断和治疗；公共卫生通常通过健康改善、健康维护、卫生服务达到促进全人类健康、提升生活质量的目标。预防医学作为医学的一个分支，在医学和公共卫生之间起到了桥梁作用，通过预防医学工作者的工作，确保个体、群体和社区的健康促进和预防疾病。

公共卫生与预防医学并非同一概念，尽管两者的目标均是保证人民健康，两者的工作对象主要是群体，在工作内容上有难以分割的部分，但两者的思维角度、研究方法和工作职能存在一定差距。预防医学是研究社会人群健康和疾病发生、发展、转归的本质与规律，探讨内外环境以及社会活动对人类健康和疾病的影响，制定预防、控制、消灭疾病发生和流行的对策，着眼优化和改善人类生存环境，创造和维护有利于人类身心健康的最佳劳动和生活条件，保护劳动力、促进人类健康、提高人类生命价值的科学和技术。公共卫生也指公众卫生，它涵盖疾病预防、健康促进、提升生活质量等所有和公众健康有关的内容。它从以患者个体为中心的临床医学，发展到以社会群体为中心的社区医学，具有以人为本、以全体人群为对象、以社区为基础、以政策为手段、以健康促进为先导的特点，已演变为一种社会管理职能，严格来说，它已不属于医学范畴。而预防医学是医学的一个分支，不管预防医学的外延多么广阔，社会性多么强，其本质仍属于医学。公共卫生侧重宏观调控，其工作职能除疾病控制、环境污染对人体健康影响的控制等与预防医学相重合的部分外，主要还是以卫生政策、卫生规划、卫生管理、卫生监督、卫生法规、卫生经济、卫生统计、卫生工程等宏观调控方法为主。而预防医学侧重微观调控和监测，其内容侧重探究群体疾病病因，防治疾病流行，研究预防疾病的对策，提出具体的保健措施，它既包括社会群体预防，也包括患者个体预防，外延虽然很大但本质都属于医学范畴。

四、公共卫生与预防医学的研究对象

公共卫生与预防医学关注环境与健康的关系，以影响健康的各种环境因素为研究对象，具体包括：①自身的遗传环境：从分子水平可以研究人体对各种环境危害因素的易感基因。②生活环境：人类居住环境、饮水、食物、学校环境等生活环境中可能存在有利或有害因素，如室内装修环境中的甲醛、不清洁的饮用水、食品中的有机磷超标、学校教室采光不足等均可危害人体健康。③职业环境：长期暴露于生产性噪声、粉尘、有机溶剂等理化因素可导致作业人员职业性病损，其包括与工作有关的疾病和职业病。④心理因素：不良心理因素可以导致个体免疫机制受损，进而出现各种身心疾病。⑤社会环境：主要为各种人群的社会支持性环境，包括影响健康的客观支持和主观支持，以及人们对社会支持的利用能力。公共卫生与预防医学这一门学科采用医学、社会学、管理学等学科知识和技能，通过社区组织动员，从而最大限度地利用各种社会资源，以改善人类自然环境和社会环境，实现健康维护、健康改善、卫生服务等公共卫生职能。

第二节　公共卫生与预防医学的特征

公共卫生的七大特征分别为社会公正、政治内涵、动态扩展的需求、与政府的密切关系、科学性、预防第一、多学科和学科交叉。

一、社会公正

社会公正是公共卫生的基础和出发点，它决定社会的每一位成员如何分享其应得的社会利益，并承担其应担负的社会责任。每一位社会成员分享的社会利益可以包括幸福、收入、社会地位等，而其应该承担的社会负担可以包括对个人行为的限制和向政府纳税等。公正决定了在社会利益和社会负担分配时的公平性。现代公正的主要两种形式是市场公正和社会公正。市场公正强调个人的责任是社会利益和负担分配的基础。除尊重他人的基本权利之外，每个人主要是对自己的行为负责，而对集体不承担任何义务。个人的权利是至高无上的，对集体的义务无足轻重。从健康的角度来说，市场公正认为健康是个人的事，社会除了解决个人不能解决的健康问题之外，保护和促进健康完全是社会每位成员自己的事。社会公正认为，许多重要的社会因素影响社会利益和社会负担的分配，如社会等级、遗传、种族等。而要消除这些因素的影响需要集体行动，但集体行动通常又被认为会增加社会负担。根据社会公正的原则，公共卫生应该为社会上所有的人提供潜在的生物医学和行为科学的利益，以保护和促进所有人的健康。当疾病的负担在人群中分布不均匀时更应如此。很显然，许多现代公共卫生问题对某些人群的影响不成比例地大于其他人群。因此，当需要采取集体行动来解决这些问题时，受疾病影响少的人群而要承担较多的社会负担，以获取较少的社会利益。当必须采取的集体行动不能落实时，重要的公共政策问题就不能解决，最终只会使社会负担加重，进而影响整个人群。例如艾滋病，如果公共卫生对客观存在的社会歧视视而不见，一定要收集艾滋病病毒感染者的姓名资料，结果将是许多感染者想方设法不报告感染状态，或者可能感染者不接受艾滋病病毒检验。这时，公共卫生用于防治艾滋病的最基本信息也收集不全。因此，公共卫生作为一种社会事业，必须从社会公正出发，面对现实。

二、政治内涵

公共卫生的社会公正理念决定了公共卫生与政治千丝万缕的关系。艾滋病流行显示了个人自由和公众健康之间的冲突。在美国，保护公民个人自由和民权有悠久的传统，政治决定了政府会采取什么行动来平衡这些传统。公共卫生并非仅靠科学就行，还要取决于政治对价值和伦理道德的选择。政治决定了公共卫生如何应用科学，既保障人民的健康，又保护人民的基本权利。

三、动态扩展的需求

公共卫生的第三个特征是专业的动态扩展。例如，1950 年，我国公共卫生的主要问题是传染病；1980 年以后，慢性病的防治成为公共卫生的重要议题；20 世纪初出现的"非典"危机和禽流感流行，又一次改变了公共卫生的重点。

四、与政府的密切关系

公共卫生与政府的密切关系不言而喻。尽管公共卫生活动远不止于政府公共卫生机构的活动，但大多数人认为公共卫生就是政府的事。政府的确也在公共卫生领域发挥了不可替代的作用。政府保证了社会必需的基本公共卫生服务，只有政府才能制定和执行公共卫生法规。

五、科学性

科学性使公共卫生有别于其他各种社会活动。例如，公共卫生依靠流行病学阐明了艾滋病的基本特性，发现了艾滋病的传播规律；依靠基础医学学科，特别是病毒学和免疫学，确定了艾滋病的传染病原体，搞清楚了发病机制和病理变化，开发出筛选血液病毒感染的方法，找到了抑制艾滋病病毒的药物；依靠生物统计学，公共卫生设计临床试验来检验新药和疫苗的效果；依靠行为科学家，公共卫生试图说服人们避免进行各种传播病毒的危险行为。

六、预防第一

如果必须用一个词来表达公共卫生，那么大部分人会想到"预防"二字。"预防第一"是中国政府一贯坚持的公共卫生指导原则。预防的特点是在事件发生之前采取行动以减少其发生的可能性，或减少事件发生带来的危害。如果目标明确的话，那么预防容易被理解和重视。然而，公共卫生的预防努力常常缺乏明确的目标和范围。公共卫生的成功是一些看不到的结果，很难让人理解其价值。公共卫生的预防缺乏明确范围的一个原因来自公共卫生的多学科性。当没有一个主要的学科起主要作用时，要理解公共卫生工作的重要性和价值就更加困难。例如，对青少年吸烟的预防涉及健康教育、流行病学、法律学、妇幼卫生、传播学、心理学等。谁发挥主要作用，效果和价值如何，是难被普通人所理解。

七、多学科和学科交叉

连接公共卫生各学科的既不是相同的教育训练背景，也不是类似的工作经验。而是需要应用不同的学科知识、技术和方法来达到想要达到的目标，这才是连接公共卫生不同学科的原因。公共卫生专业人员包括来自医学、管理学、护理学、流行病学、社会学、心理学、人类学、营养学、统计学、卫生工程学、法学、政治学、新闻传播学、老年病学，以及其他许多专业的人员，他们为的是一个共同的目标：解决公共卫生问题。公共卫生的这个人力资源特点决定了公共卫生的战略战术十分倚重合作和伙伴关系。公共卫生人员的多学科和学科交叉特点有时令人怀疑公共卫生究竟是不是一个专业，从许多方面来看，把公共卫生看成一个事业的确比看成一个专业更为合适。

现代公共卫生理论和实践的五个核心内容包括：①政府应担负起对整个卫生系统的领导作用，若忽视了这一点将无法实现全人群的健康改善，这样卫生部门只会继续按生物医学模式关注与卫生保健有关的近端问题；②所有部门必须协作行动，若忽视这一点只会恶化健康的不平等现象，而政府领导是协作行动、促进全人群健康的核心保障；③用多学科的方法理解和研究所有决定的健康因素，用适当的方法回答适当的问题，为决策提供科学依据；④理解卫生政策发展和实施过程中的政治本质，整合公共卫生科学与政府领导和全民参与；⑤与服务的人群建立合作伙伴关系，使有效的卫生政策能够得到社区和政治长期的支持。

下面对现代公共卫生的理论和实践特征进行总结。公共卫生是以持久的全人群健康改善为目标的集体行动。这个定义尽管简短，但是充分反映了现代公共卫生以下的特点：①需要集体的、合作的、有组织的行动；②可持续性，即需要可持久的政策；③目标是全人群的健康改善，减少健康的不平等。

第三节　公共卫生与预防医学的职能

公共卫生与预防医学的基本职能或核心职能指的是消除影响健康的决定因素，预防和控制疾病，预防伤害，保护和促进人类健康，实现健康公平性的一组活动。公共的卫生基本职能所涉及的活动不仅局限于国家卫生健康委员会管辖的公共卫生领域，很多活动还需要政府的其他部门及非政府组织、私营机构等来参与或实施。公共卫生的基本职能属于公共产品，政府部门有责任保证这些公共产品的提供，但其不一定承担全部职能的履行和投资责任。但是，由于公共产品的特性，私营机构和个体可能不愿意为公共卫生服务付费，因此，政府部门还是需要投资大部分的基本公共卫生职能，或者至少要保证这些职能能够获得足够的社会资金。尽管公共卫生的基本职能范畴远远超出了国家卫生健康委员会的管辖范围，但是在职能的履行过程中国家卫生健康委员会应该发挥主导作用。国家卫生健康委员会负责收集和分析本部门及其他部门、民间社团、私人机构等的信息，向政府提供与全人群健康相关的、涉及国家利益的综合信息；国家卫生健康委员会是政府就卫生问题的决策顾问，其主要负责评价公共卫生基本职能的履行情况，向其他部门负责的公共卫生相关活动提供必要的信息和技术支持，或展开合作，负责健康保护的执法与监督活动。

美国医学研究所和美国卫生及公共服务部制定了卫生服务十项基本内容，被认为是公共卫生实践的核心内容。内容主要包括：①通过监测健康状况，找出社区健康问题；②诊断和调查社区中的健康问题和健康危害；③通报、教育，以增强人们对健康问题的应对能力；④动员社区合作伙伴找出和解决健康问题；⑤制定支持个人和社区为促进健康而努力的政策和规划；⑥切实执行为保护健康和确保安全而制定的法律法规；⑦加强人们与必需的个人卫生服务之间的联系，并确保这种基本卫生服务的可及性；⑧确保有一支称职的公共卫生和个人卫生保健的工作人员队伍；⑨评估个人和群体健康服务的效果、可及性和质量；⑩研究发现解决健康问题的新方法和新思路。为了能够提供这些领域广泛的服务，公共卫生部门要求从业人员来自多种专业。

结合我国的现状，公共卫生体系履行的基本职能主要涉及三大类的卫生服务：①人群为基础的公共卫生服务，如虫媒传染病控制、人群为基础的健康教育活动等。②个体预防服务，如免疫接种、婚前和孕产期保健。③具有公共卫生学意义的疾病的患者个体治疗服务，如治疗肺结核和性传播疾病等，可减少传染源，属于疾病预防控制策略之一；再比如，治疗儿童腹泻、急性呼吸道感染、急性疾病相关营养不良症等。在此基础上，我国现代公共卫生体系的基本职能包括以下 10 个方面。

（1）监测人群健康相关状况：①连续地收集、整理与分析、利用、报告与反馈、交流和发布与人群健康相关的信息。②建立并定期更新人群健康档案，编撰卫生年鉴。其中与人群健康相关的信息包括：A.人口、社会、经济学等信息；B.人群健康水平，如营养膳食水平、生长发育水平等；C.疾病或健康问题，如传染病和寄生虫病、地方病、母亲和围产期疾病、营养缺乏疾病、非传染性疾病、伤害、心理疾患，以及突发公共卫生事件等；D.疾病或健康相关因素，如生物、环境、职业、放射、食物、行为、心理、社会、健康相关产品等；E.公共卫生服务的提供，如免疫接种、农村改水改厕、健康教育、妇幼保健等，以及人群对公共卫生服务的需要和利用情况；F.公共卫生资源，如经费、人力、机构、设施等；G.公共卫生相关的科研和培训信息。

（2）疾病或健康危害事件的预防和控制：①对正在发生的疾病流行或人群健康危害事件，如传染病流行、新发疾病的出现、慢性病流行、伤害事件的发生、环境污染、自然灾害的发生、化学物理辐射和生物危险物暴露、突发公共卫生事件等，开展流行病学调查，采取预防和控制措施，对有公共卫生学意义的疾病开展病例发现、诊断和治疗；②对可能发生的突发公共卫生事件做好应急准备，包括应急预案和常规储备；③对有明确病因或危险因素或具备特异预防手段的疾病实施健康保护措施，如免疫接种、饮水加氟、食盐加碘、职业防护、婚前和孕产期保健等。

（3）发展健康的公共政策和规划：①发展和适时更新健康的公共政策、法律、行政法规、部门规章、卫生标准等，指导公共卫生实践，支持个体和社区的健康行动，实现健康和公共卫生服务的公平性；②发展和适时更新卫生规划，制定适宜的健康目标和可测量的指标，跟踪目标实现进程，实现连续的健康改善；③多部门协调，保证公共政策的统一性；④全面发展公共卫生领导力。

（4）执行公共政策、法律、行政法规、部门规章和卫生标准：①全面执行公共政策、法律、行政法规、部门规章、卫生标准等；②依法进行卫生行政许可、资质认定和卫生监督；③规范和督察执法行为；④通过教育和适当的机制，促进依从。

（5）开展健康教育和健康促进活动：①设计和制作适宜的健康传播宣传材料；②设计和实施健康教育活动，发展个体改善健康所需的知识、技能和行为；③设计和实施场所健康促进活动，如在学校、职业场所、居住社区、医院、公共场所等，支持个体的健康行动。

（6）动员社会参与，多部门合作：①通过社区组织和社区建设，提高社区解决健康问题的能力；②开发合作伙伴关系和建立健康联盟，共享资源、责任、风险和收益，创造健康和安全的支持性环境，促进人群健康；③组织合作伙伴承担部分公共卫生基本职能，并对其进行监督和管理。

（7）保证卫生服务的可及性和可用性：①保证个体和人群卫生服务的可及性和可用性；②帮助弱势人群获取所需的卫生服务；③通过多部门合作，实现卫生服务公平性。

（8）保证卫生服务的质量和安全性：①制定适当的公共卫生服务的质量标准，确定有效和可靠的测量工具；②监督卫生服务的质量和安全性；③持续地改善卫生服务质量，以提高安全性。

（9）公共卫生体系基础结构建设：①发展公共卫生人力资源队伍，它包括开展多种形式的、有效的教育培训，实现终身学习；建立和完善执业资格、岗位准入、内部考核和分流机制；通过有效的维持和管理，保证人力资源队伍的稳定、高素质和高效率。②发展公共卫生信息系统，其包括建设公共卫生信息平台；管理公共卫生信息系统；多部门合作，整合信息系统。③建设公共卫生实验室，发展实验室检测能力。④加强和完善组织机构体系，健全公共卫生体系管理和运行机制。此项是对公共卫生体系基础结构的建设。公共卫生体系的基础结构是庞大的公共卫生体系的神经中枢，其包括人力资源储备和素质、信息系统、组织结构等。只有公共卫生体系的基础结构稳固，整个公共卫生体系才能统一、高效地行使其基本职能。

（10）研究、发展和实施革新性的公共卫生措施：①全面地开展基础性和应用性科学研究，研究公共卫生问题的原因和对策，发展革新性的公共卫生措施，以支持公共卫生决策和实践；②传播和转化研究结果，应用于公共卫生实践；③与国内外其他研究机构和高等教育机构保持密切联系，以此开展合作。此项职能为公共卫生实践和公共卫生体系的可持续发展提供科学支撑。

上述十项职能的履行又可具体分解为规划、实施、技术支持、评价和质量改善、资源保障（包括人力、物力、技术、信息和资金等）五个关键环节。而不同的环节需要不同的部门或机构来承担。

第四节　公共卫生与预防医学的发展历程

一、公共卫生与预防医学的发展历史

我国公共卫生服务系统的历史沿革包括起步阶段、发展阶段、改革阶段和后"非典"阶段。

起步阶段为中华人民共和国成立初期。由于卫生防疫工作是我国社会主义卫生事业的重要组成部分，所以中华人民共和国成立伊始，国家卫生健康委员会即设立了专管卫生防疫的公共卫生局，以负责急性、慢性传染病、交通检疫和环境卫生、食品卫生、学校卫生、劳动卫生、卫生监督等各项卫生防疫工作。

1953 年为公共卫生发展阶段。国家公共卫生局改名为卫生防疫司，并批准建立卫生防疫站，卫生防疫站迅速在全国范围内建立，从省（市、自治区）、地（州）、县（旗）市辖区逐级组建。随着国家经济建设发展的需要，国家另行设立工业卫生局，其主要负责工业卫生与放射防护工作。改革开放后，随着卫生监督体系改革的进行，使原有卫生防疫站的功能已经不能适应预防监督工作的要求，从而把原来的卫生防疫站分解为卫生监督所和疾病预防控制中心（CDC）。为了加强卫生监督体系建设，卫生部制定了《关于卫生监督体系建设的若干规定》。2002 年 1 月，国家成立了中国疾病预防控制中心和卫生部卫生监督中心，其标志着我国疾病预防控制工作进入了一个新的发展阶段。2003 年上半年，我国 24 个省（直辖市、自治区）先后发生传染性非典型肺炎疫情。在战胜"非典"后，我国先后建成突发公共卫生应急救援体系。目前，我国的疾病预防控制体系、卫生监督体系、应急救援体系和医疗服务体系等公共卫生服务系统基本建成。

中华人民共和国成立后的计划经济体制秉持的是"集中统一"的计划经济思维，这种思维方式深深地影响并塑造了中国的各个领域的特征。当然公共卫生服务领域也不例外，其主要表现为公共卫生服务组织形式的单一性，使公共卫生服务组织体系由履行卫生服务职能的政府部门和直接提供卫生服务的国有卫生事业单位构成。政府卫生主管机构和职能部门包括中央政府和地方各级政府卫生主管机构及其职能部门。中央政府卫生主管机构及其职能部门制定、推行国家公共卫生政策，直接管理全国性卫生事业，并开展全国性公共卫生服务的规划和具体运行，投资建设全国性的卫生基础设施，举办并领导地方性卫生事业单位；地方各级政府卫生主管机构及其职能部门负责辖区内卫生政策的制定和实施，管理、推行地方性卫生事业的规划和发展，投资建设地方性卫生基础设施，举办并领导地方性的卫生事业单位；国有卫生事业单位分为中央和地方各级卫生事业单位，分别接受同级政府卫生主管部门的领导和监督，其财政、人事及具体运作受同级政府卫生主管部门的控制，自主性程度很低。由于政府直接举办并领导国有卫生事业单位的运作，所以在本质上，政府是提供公共卫生服务的唯一组织形式，故称之为一元化模式。一元化模式与当时的计划经济体制相适应，使政府对公共卫生服务行动的可控程度较高，在很大程度上便于政府调控公共卫生服务的运作过程和发展方向，以保证其公益属性；可以集中力量举办一些卫生事业单位，开展一些卫生服务专项行动。不过这种一元化模式的缺点也很明显：一是政府的统一控制不利于激发国有卫生事业单位的积极性和主动性；二是政府对公共卫生领域的"大包大揽"不利于社会资本进入公共卫生服务领域，使公共卫生服务的投资主体和参与主体相对单一，其不仅限制了公共卫生服务总量的提升，也限制了公共卫生产品的多样化生产；三是国有卫生事业单位的垄断性特征，以及由于其资金、人事等由财政支持，导致其服务意识、竞争意识和效率相对欠缺；四是公共卫生服务本身的多样性、多层次性与政府掌管资源的有限性之间存在难以化解的矛盾。因此，一元化模式虽然有集中力量办大事的优点，但由于政府掌管资源的有限性和"大包大揽"模式的缺陷，一方面，使一元化的公共卫生服务组织体系无法向公民提供高水平、高质量的公共卫生服务；另一方面，政府整齐划一的"标准化服务"也很难满足人们对卫生服务的多样化、多层次化需求。简而言之，改革开放前，计划经济体制下的一元化公共卫生服务组织体系存在着诸多问题，不能适应新时期的需要。然而，改革开放以后，随着计划经济体制的解体，使公共卫生服务组织体系逐渐朝向多元化趋势发展。与一元化模式不同，多元化的公共卫生服务组织体系是由政府、企业和非营利组织共同构成、相辅相成、优势互补的"网络化"体系。

在多元化模式中，政府在公共卫生服务领域的职能范围发生了重大改变，使直接责任范围大大缩小，而宏观调控责任被格外强调，即仅仅直接负责建设公共卫生服务的基础设施和提供基本的公共卫生服务，并通过政策倾斜、必要的转移支付和宏观调控以保证每位公民能够平等地享受基本的公共卫生服务。具体而言，政府卫生主管部门统筹公共卫生事业的规划，制定调控性的公共卫生政策，领导国有卫生事业单位提供基本公共卫生服务，并通过积极的财税金融政策以支持和鼓励企业和非营利部门举办公共卫生事业、参与公共卫生服务的提供。在多元化公共卫生服务组织体系中的国有卫生事业单位，也与一元化模式中的国有卫生事业单位具有较大的差别。对中国而言，一元化模式中的国有卫生事业单位要进行改革、转制，可以根据卫生事业单位的社会功能，将其分为承担卫生行政职能的功能、从事公益性卫生服务的功能和从事卫生方面生产经营活动的功能三大类。在此分类的基础上，将承担行政职能的国有卫生事业单位通过整体划转、职能整合，以及大部门转制等方式划转为政府部门或政府部门内设机构及其所属执行机构；将从事生产经营活动的国有卫生事业单位逐步推向市场改制为企业；从事公益性服务的国有卫生事业单位可着重就体制和机制进行改革完善，使其成为事业单位法可独立自主地提供公共卫生服务。

企业作为公共卫生服务组织体系的有机组成部分，主要表现在以下三方面：一是捐赠支持公共卫生项目。这往往是企业社会责任感驱动的结果，即企业通过捐赠财物来支持公共卫生项目的实施，如捐赠手术费用、医疗费用，以及公共卫生设备、设施的购买等。二是直接提供公共卫生服务。对于那些具有一定排他性和竞争性的能够实现产业化和市场交易的卫生产品，可以由企业生产提供，并通过市场的方式配置资源、自主交易，这种按照市场规律进行的公共卫生服务可以满足人们更高层次、更加多样、更加个性化的卫生需求。消费者为了享受这些更加个性化、更有特色且服务层次更高的卫生服务，则需要向企业支付更高、更多的费用；而企业通过这些费用回收成本乃至实现赢利。三是接受政府委托提供公共卫生服务。政府通过公共卫生服务外包，运用合同的方式委托有资质、有信誉、有能力的企业提供相关卫生服务（或者说政府出资向企业购买相关公共服务），这也是企业参与公共卫生服务的重要形式。在这里，企业不向公共卫生服务的消费者收取费用，而是通过政府的委托费用来回收成本乃至实现赢利。企业与政府并非是管理与被管理的关系，而是市场主体之间的平等合作关系，主要依靠合同（契约）的有关条款来确定彼此的权利和义务。当然，作为被委托者的企业，要接受委托者——政府的监督。只不过这里的监督是依据合同条款和有关经济法条款，而不是政府作为公共管理者具有的法定管理权。总之，通过合适的项目、有效的合作方式，企业是可以成为公共卫生服务组织体系中的有机组成部分之一的。当然，由于企业属于市场主体，其往往以利润最大化为目标，这种利益至上的行为逻辑使其背离公共卫生服务公益属性的风险较高，其不仅需要企业的自律，还需要政府部门的严格监管和舆论、公共卫生服务的消费者等的共同监督。

非营利组织与企业一样同属于民间部门，由民间发起成立。但是与企业不同的是，非营利组织不以营利为目标，而是以公益为宗旨，其运行逻辑超越了个人利益和组织利益而指向公共利益。从这个角度上看，非营利组织进入公共卫生领域，不仅可以弥补政府公共卫生资源的不足，提升公共卫生服务的数量和质量，而且可以规避企业"营利而不服务"的风险。所以，非营利组织是公共卫生服务组织体系中的重要组成部分之一。现代化的、科学的且能满足人们对于公共卫生服务需求的公共卫生服务组织体系中必不可少的组织形态之一就是非营利组织。世界各国尤其是欧美发达国家的经验表明，非营利组织能够动员、整合大量优质的民间资源参与公共卫生领域，是政府在公共卫生领域的重要补充和助手，填补了公共卫生服务的市场失灵和政府失灵"双双空白"的地带。在美国、新西兰等国家，非营利组织为公共卫生服务质量和数量的提高发挥了很大的作用，在卫生企业不愿提供而政府基本公共卫生又顾及不到的公共卫生领域发挥了举世瞩目的作用。就目前世界各国的情况看，非营利组织在公共卫生服务领域的行动包括两个方面：一是独立自主地募集、整合民间资源，然后独立自主开展一些公共卫生服务项目，如大病救助、弱势群体医疗项目捐助、实施灾后卫生服务等；二是接受政府委托，利用财政拨款来开展公共卫生服务。当然，非营利组织也可能会出现腐败现象，所以需要政府卫生部门和有关方面的有效监管。

二、公共卫生与预防医学的现状

20世纪，公共卫生领域的十大成就包括：免疫预防、交通安全、劳动场所的安全、急性传染病的控制、心脏病和脑卒中的死亡率下降、安全健康的食品、更为健康的母亲和儿童、计划生育、饮用水加氟和将烟草作为健康的灾难。人类与疾病斗争的复杂性告诉我们，凡是我们在这一领域所取得的成就，也就是我们所必须努力的工作重点。因此，可以说所谓十大成就，也就是目前的十大工作的重点。

结合我国国情，传染病、慢性非传染病防控和突发公共卫生事件应急处置是我国目前公共卫生工作的重点。

（一）传染病仍然是疾病预防控制的主战场之一

1.当前传染病发生和流行的特点

鉴于传染病防治工作的巨大成就，世界卫生组织和一些国家政府及其相关卫生部门曾经一度减少了对传染病威胁的关注，然而，进入 20 世纪 80、90 年代，肺结核、鼠疫、白喉乃至疟疾等疾病迅速复苏，以致各国政府不得不联手来重新对付。原有危害人类健康的主要传染病仍然顽固不化。病毒性肝炎不但没有减少，而且从种类到数量都大大增加。艾滋病、埃博拉出血热、西尼罗脑炎、疯牛病（传染性）、非典型肺炎等新发传染病纷纷登场。

2.传染病预防控制技术的策略和重点

疾病监测能力的增强至关重要，美国全球传染病策略介绍中提及的六个优先领域中，重点谈到了"全球疾病监控措施"。该措施提出：区域性的监控网络将进一步扩展并互相连通，最终纳入全球网络，该网络能在出现疾病威胁的早期即发出警告，并能增强公众健康措施有效性的评估能力。与此同时，由于新的健康相关事件的不断出现、新的信息技术的产生，以及监测理论、监测技术和方法的改进，对疾病监测系统进行适当的、恰如其分的评价也变得非常重要。应增强对疾病暴发的处理能力，这个能力应该包括在暴发地、州、联邦乃至全球，发展并传播实验室技术和流行病学方法学。对此，有几点值得引起我们的高度重视：一是现场流行病学培训项目（FETP），该项目是 CDC 与世界许多国家的卫生部合作，为流行病学专家设立的培训项目，已经持续了多年；二是循证医学（evidence-based medicine）在流行病学方法学上的应用；三是基因技术及随机而产生的基因流行病学，它应用流行病学与基因组信息相结合的研究方法，开展以人群为基础的研究，系统地评价基因组信息对人群健康和疾病的流行病学意义，是遗传流行病学和分子流行病学交叉的前沿领域。相关的概念还有公共卫生遗传学、社区遗传学，但其含义均是应用遗传学的进展和分子生物学的技术来预防疾病、促进健康。

要想做好当前传染病防治工作，就必须要思考以下几点：一是加强对传染病防治策略的研究；二是重点做好疾病的监测和报告；三是加强对现场流行病学人员的培养；四是做好对重点疾病防治的预案；五是提高检测和应急的能力。

（二）慢性非传染病的预防控制必须得到高度重视

1.慢性非传染病的危害已到了必须重视的程度

公认的危害全球健康的十大危险因素分别为：低体重，不安全的性行为，高血压，吸烟，酗酒，不安全的饮水、卫生设施和环境，缺铁，固体燃料导致的室内烟雾污染，高胆固醇和肥胖。慢性非传染病的危害已到了必须重视的程度。

2.防治慢性非传染病刻不容缓，且经济有效

慢性病的防治必须提上公共卫生议事日程，这是当前我们要做的头等大事。首先，各地需要从机构、队伍、投入上加以慎重研究，把慢性病的防治真正作为一项重要工作来抓；其次，要从调查着手，摸清当地的基础资料，找出首要的危险因素，并制定干预措施。干预措施是指任意一个健康行为，包括旨在增进健康的所有促进、预防、治疗、康复措施。因此，我们的干预措施既要有针对性，又要不拘一格。

（三）公共卫生突发事件的处理和防范生物恐怖是不容回避的现实

1.大量的公共卫生的新问题使公共卫生突发事件变得更加突然和频繁

我国经济的快速发展给公共卫生带来了前所未有的冲击和挑战。第一，大量的农民工进城，其卫生问题和对城市卫生设施的压力和影响难以估量；第二，大量的乡村城镇化，对环境的影响和对卫生的需求缺乏研究；第三，国际旅行和贸易自由化、全球商务活动的频繁，使疾病变成跳跃式的传播；第四，国际产业结构的调整，促使污染密集型的产业向发展中国家转移，由于环境恶化、食物安全问题频发、下岗失业人

员增加和由此带来的贫富差距等问题，使公共卫生突发事件变得更加突然和频繁。

2.生物恐怖的威胁离我们并不遥远

生物恐怖袭击指故意或威胁要释放生物物质，包括病毒、细菌或其毒素以达到影响政府行为，或强制、胁迫国民的目的。除难以估量的医学后果外，恐怖袭击还会导致行为的、社会的、经济的和心理的后果，如群体恐慌。

3.处理突发的公共卫生事件和防范生物恐怖要未雨绸缪

凡事预则立，不预则废；唯有加大力度，迎头赶上。当前，处理突发的公共卫生事件和防范生物恐怖，一是要重点加强省一级的能力建设，包括监测、检测能力，防范能力，机动应急能力；二是要抓紧制定相关预案，并适时加以演练；三是要加强信息的交流与沟通。

三、公共卫生与预防医学的发展方向

目前我国传统公共卫生面临着挑战，需要用现代科学的公共卫生理念和发展思路来调整发展方向和工作模式，以此促进我国公共卫生事业的顺利发展。

1.走出重治轻防的思想误区

重治轻防的公共卫生观念，造成我国大量卫生资源的浪费、医疗费用负担过大、城乡公共卫生设施不均衡现象、不适应现代公共卫生以预防为中心的要求。"预防为主"适合我国国情，预防保健服务是基本卫生服务的重要内容，成本低、效果好。广泛地开展预防保健服务，有利于实现卫生服务的公平性。政府是公共卫生的主体，因此政府应明确界定医疗卫生领域的政府调控和市场机制作用的不同范围，将投入的重点转到公共卫生领域，而不是关注在个人消费品居多的医疗服务领域。在卫生政策中应多体现"公共"特点，将重点放在疾病预防和基本医疗服务上。

2.加快公共卫生管理体制改革

现行公共卫生管理体制与我国卫生的长期性、复杂性和艰巨性不相适应，所以改革的方向是改变卫生机构条块分割的现状，实行全行业管理。而要推进公共卫生体制改革，还必须理顺疾病预防控制体系和卫生监督体系，以解决好各级卫生行政部门和同级疾病预防控制中心的职能划分的问题，加强卫生系统的宏观调控、规划和技术指导的能力。为了保证卫生服务的公平性，公共卫生的财政投入应该主要由中央政府承担，通过加大中央政府财政转移支付的力度，以确保各地区居民公平地享有公共卫生服务。

3.促进政府职能的转变

公共卫生是专业技术性很强的领域，因而公共卫生系统的管理应保持相对的独立性。许多发达国家的经验表明，政府需要对公共卫生系统进行授权。我国公共卫生系统的管理，政府应转变职能，政府主要是监督该系统的运作，确保具体的执行措施（如强制性隔离措施等）到位，将政府投入改为政府购买公共卫生服务产品的投资模式，以提高公共卫生的服务效率。

4.建立和完善突发公共卫生事件的应急处理机制

我国已经初步建立了从下到上的信息管理系统，但缺乏可靠的基础数据、规范的网络体系、各级运作网络的专业人员，也难以杜绝报告不准确、不及时的情况，因此，还要完善监测与预警机制，整合现有卫生系统信息资源，建立全国疾病电子监测系统。

5.公共卫生体系的范围要界定

公共卫生体系的范围，在不同时期、不同国家是有区别的。一些发达国家不仅把防治传染病和促进国民健康作为公共卫生内容，甚至把防治环境污染、应对自然灾害等内容也纳入公共卫生体系。这是一个非常庞大的体系。就我国现实而言，应首先完善和健全公共卫生突发事件应急机制，将它作为建设公共卫生体系的基础。以此为突破口，来建立公共卫生体系的基础，在国力允许时，一步步完善和扩大公共卫生体系。对于正处于改革中的卫生体系，值得注意的是，不宜沿用传统做法把所有公有医疗机构纳入公共卫生系统，而应从公共卫生的功能来确定其使用范围。

第二章 公共卫生的影响因素

公共卫生的发展不仅是社会进步的强大保障，而且其价值也体现在为每位公民的健康和长寿提供必要的条件。公共卫生主要受疾病暴发和流行（传染性、非传染性疾病和伤害）、影响人群健康的因素（经济、文化、行为、环境等）、生物遗传因素以及卫生服务因素等的综合影响。而研究公共卫生的影响因素对于预防与治疗疾病、提高生命质量、维护与促进全生命周期健康具有重要意义，同时对于护理工作的整体提升也有显著的支持作用。本章将从社会的经济、文化、行为、生物、环境、卫生服务等视角来介绍影响公共卫生的主要因素，以及研究这些因素的意义与影响。

第一节 社会经济与公共卫生

社会经济（social economic）既包括某个国家或地区的经济发展水平，也包括人们的衣、食、住、行等。一方面，经济发展可以为人类的生存提供必备的物质基础和环境条件，也可以改善社会生活环境，增加健康投资，提高居民文化素质，对公共卫生产生根本性、决定性的影响，进而影响人群健康；另一方面，公共卫生可以提高社会劳动力水平和健康素养，减少资源消耗，是社会经济繁荣与发展的先决条件，社会经济与公共卫生两者相互促进，相辅相成。

一、社会经济发展对公共卫生的促进作用

有关社会经济发展与公共卫生和人群健康关系的研究普遍认为，在某种程度上，社会经济发展水平决定着人们的健康水平，社会经济的发展必然会促进公共卫生的发展，提高人群健康水平。在同一历史时期，高收入国家相比于低收入国家，它的公共

卫生和国民健康水平相对更好。

社会经济发展对公共卫生和国民健康的促进作用主要体现在以下几个方面：

1.保障物质生活条件

社会经济发展为人们提供充足的食物营养，改善居民生活与劳动条件，为其创造良好的生存条件，有利于居民生理、心理和社会健康水平的提升。

2.改善社会环境水平

社会经济水平的提高有利于促进社会保障和法律体系的完善，保障社会基本秩序；有利于促进科教文卫的发展以及和谐社会关系的建立，增加人们改善生活水平的机会。

3.增加健康投资力度

健康投资指为促进和保护全体社会成员的健康，而在一定时期内国家投入和消耗的与经济相关的资源。社会经济发展使健康投资力度增强，同时使医疗护理水平提升，进而对医疗卫生事业的发展起积极促进作用，以满足人们的卫生服务需求。

4.提高居民文化素质

社会经济发展有利于居民文化水平的提高；有助于其接收卫生保健知识，增强居民自我保健意识，提高健康宣传与健康教育的实施效果；有利于公共卫生举措的推行。

二、社会经济发展给公共卫生带来的挑战

社会经济发展与公共卫生及人群健康之间并非只是单一方向的关联。总体上看，社会经济发展对人类健康有着积极的影响，但现代经济社会的工业化、城市化和信息化趋势也引发了一系列新的社会卫生问题，为公共卫生带来了新的问题与挑战。

1.环境污染与生态破坏

在经济发展过程中，掠夺性的资源开采与利用严重污染和破坏自然环境，如森林过度砍伐导致水土流失、二氧化碳过量排放加剧全球变暖、工业"三废"排放污染大气、水和土壤。由此产生的环境问题可对人体健康产生直接的或潜在的危害，同时影响经济发展的可持续性。此外，现代工业的快速发展进一步加重了人们对合成化学品的依赖。这些化学物贯穿人们日常的衣食住行，给人们带来众多不可忽视的健康问题。

2.不良生活方式增多

社会经济发展促进了人们生活方式的快速转变，但与此同时吸烟、酗酒、不合理膳食和缺乏运动等不良生活方式和行为带来的健康问题日益突出，成为引起诸多疾病的主要原因，如高血压、糖尿病、空调综合征和电脑综合征等。

3.心理健康问题突出

社会经济的快速发展，给人们带来快节奏的现代生活。而过分追求速度和效率增大了工作和生活的压力，导致现代人心理问题增多、精神疾患发病率上升、自杀率升高等，这些都已成为不容忽视的社会问题。

4.区域发展不平衡加剧

社会经济发展促使人口流动，因此出现了区域内人口分布不均衡、资源配置不合理等问题。随着经济日益发展，发展不均衡、贫富差距大等问题有可能加剧，这些新问题给公共卫生工作带来进一步挑战。

三、人群健康对社会经济发展的促进作用

社会经济发展本质上归因于生产力的提高，而人群的健康正是生产力发展水平的决定要素之一。良好的健康状况，是人们进行其他经济活动和社会活动的基础。健康水平的提升可以显著促进经济增长，其促进作用具体包括以下几点。

1.劳动力水平提高

人群健康水平的提高有利于保障社会劳动力水平，减少伤残带来的社会负担，延长平均寿命，增加社会总体劳动时长，增加财富创造，进而促进经济的发展。研究表明，若国民平均寿命延长 20 年，则国家每年的经济增长率可提高 1.4%。

2.劳动生产率提高

在人群总体受教育水平提高，尤其是健康促进教育加强，纪律性、责任感和文化素质提升的背景下，推行生产机械化和自动化，可有效促进劳动生产效率的提高，有助于社会经济发展。

3.资源耗费减少

人群健康水平的提高有利于减轻疾病负担和卫生事业的支出。研究表明，疾病带来的耗损会使经济增长率下降约 25%，因此提高人群健康水平对于节省资源消耗、促进经济增长有重要意义。

四、社会经济发展对公共卫生护理事业的影响

随着社会经济的飞速发展和人民素质的不断提高，广大群众对健康和卫生护理服务的需求日益增加，在促进公共卫生护理事业发展的同时对公共卫生护理事业提出了更多要求。社会经济发展对公共卫生护理事业的影响主要包括以下三个方面。

1.公共卫生护理事业结构化和体系化发展

社会经济发展使公共卫生护理事业在人力、财力等各方面的投入增加，机制更加完善，有利于公共卫生护理服务政策、制度和项目的进一步落实，从而促使公共卫生护理事业朝着结构化和体系化方向发展。

2.公共卫生护理事业人才队伍建设

社会经济发展和人民素质提高有利于公共卫生护理事业人才队伍的建设。由于护理事业的专业性，相关人才的培养和队伍建设对于发展公共卫生护理事业至关重要，尤其是疾病预防、疾病治疗、病历管理、健康保护和健康促进等方面的专业人才培养。

3.公共卫生护理事业技术发展和革新

技术的发展和革新是公共卫生护理事业发展的核心动力，而社会经济的发展是技术创新的基石和保障。社会经济发展有利于护理事业应用创新能力，提升专项技术，形成创新体系整体优势，满足人民群众多层次、多样化健康需求。

第二节 社会文化、行为与公共卫生

社会文化（social culture）指人类社会中的社会行为和规范，它是由人民群众创造的、与人们日常生活密切相关的、对社会群体产生广泛影响的各种文化现象和文化活

动的总称。文学艺术、道德规范、教育、习俗、信仰等文化现象对健康影响的广泛程度远远大于生物、自然因素。同时，行为（behavior）作为新时代预防疾病、治疗疾病的重要方式之一，与人类健康密切相关。提倡、发扬促进健康的行为，而避免危害健康的行为，对公共卫生及公共卫生护理事业至关重要。

一、社会文化与公共卫生

社会文化对公共卫生的影响具有广泛性和持久性，主要体现在社会支持、健康教育等方面。社会支持可缓解公共卫生事件引发的心理压力；健康教育可通过提高公众健康素养从而改善公众健康水平。

（一）社会支持与公共卫生

社会支持（social support）作为社会互动关系的一种，是重要的社会文化内容之一，在公共健康中发挥着举足轻重的作用。良好的社会支持可提供给人们归属感、安全感，促进个体心理健康。对于重大疾病及传染病，良好的社会支持可有效处理因患病带来的心理、社会和经济压力，因此社会支持对公共卫生的影响不容小觑。

1.社会支持的定义

当前国内外对社会支持的定义：来自社会各界的社会行动的总和，旨在对弱势群体给予物质和精神上的帮助，帮助其解决生存和发展的困难。社会支持通常可分为以下几类。

（1）信息支持：指提供知识或信息，如建议或行动的反馈。

（2）情感支持：指提供关心、同情等情绪抚慰，给接收者提供归属感。

（3）自尊支持：指有助于促进一个人的技能、能力和内在价值的支持。

（4）社会网络支持：指增强个人对特定群体的归属感的支持。

（5）有形支持：指提供所需的物质和服务。

2.社会支持在公共卫生中的作用

（1）社会支持在促进公众心理健康中的作用：社会支持作为一个"缓冲器"，有助于降低个人心理健康问题的发生风险，帮助人们减轻心理压力。此外，社会支持可减轻各种急性和慢性疼痛所引起的心理应激反应，如在类风湿性关节炎、癌症等慢性应激状态下，社会支持可以通过心理调节来促进心理健康。

（2）社会支持在促进公众生理健康中的作用：社会支持可降低心血管疾病、孕期并发症等的发生风险，降低慢性病（如癌症等）的死亡率，并降低对疱疹等急性感染性疾病的易感性，有助于患者的康复。

3.社会支持在公共卫生护理工作中的作用

社会支持在患者的康复护理过程中具有重要的意义，护理人员应该给患者提供信息支持，加强与患者的交流，提高患者对疾病相关知识的认知；给患者提供情感支持，减少患者心里紧张、焦虑不安的情绪，使其增强战胜疾病的信心。此外，护理人员在日常护理工作中应加强巡视，及时发现患者的问题，采取有效的支持措施，减轻患者的不良反应。另外，社会支持团体（如社区、互联网团体等）可以成为信息支持的来源，通过提供有价值的教育信息和情感支持，来减轻患者的焦虑和抑郁，帮助其建立处理各种事情的能力，提升成就感和幸福感。

另一方面，社会支持在家庭照顾者中也发挥着重要的作用。在家庭生活中，向朋友、亲属和邻居提供工具性支持或向配偶提供情感支持，与显著降低患者死亡风险有关。同时，不仅患病的配偶可以从支持中受益，而且没有患病的配偶也会受益。研究表明，向家庭生活中重要的其他人提供支持会增加大脑区域的激活，建立积极乐观的心态。

（二）健康教育与公共卫生

健康教育作为社会教育的一种，是公共卫生服务工作中的先导和重要组成部分。健康教育的顺利开展对于提高群众的健康素养，增强公民的保健意识，改变危害健康的行为，提高整体健康水平具有十分重要的意义，也对其他公共卫生项目的开展具有很大的促进和引导作用。

1.健康教育的定义

健康教育（health education）是有目的、有组织、有计划地通过信息传播和行为干预，帮助个人和群体掌握卫生保健知识、树立正确的健康观念，使其自愿采纳有益健康的行为和生活方式，并最终对教育效果做出评价的社会教育活动。

2.健康教育在公共卫生中的作用

健康问题的解决依赖于人们自身的健康觉悟和行为改变。健康教育强调的是行为危险因素的消除和健康行为与生活方式的建立，这是公共卫生措施中消除健康危害的重要举措，也是公共卫生的重要内容。健康教育在公共卫生中的作用主要体现在以下几个方面。

（1）健康教育在疾病预防控制中的作用：健康教育在疾病预防控制中发挥着重要作用，主要体现在传染病及慢性病的预防控制两方面。

传染病预防控制的健康教育内容重点包括传染源、传播途径和易感人群三个环节的预防控制措施、传染病的早期症状、传染病的报告和处理方法、传染病的相关法律法规等。通过广泛的社会动员、传染病预防知识的普及，使公众采纳健康的行为和卫生习惯，减少导致传染病流行和传播的行为，从而达到有效防控传染病的目的。健康教育与健康促进已经成为我国应对艾滋病、结核病、乙型肝炎等重大传染病的政策之一。在与传染病预防控制相关的免疫规划、疫情报告、传染病治疗等方面，健康教育发挥着广泛告知的作用，促进了人们对传染病防治工作的配合和对防治服务的有效利用。

健康教育在慢性病的预防控制中发挥重要作用，是解决慢性病的重要策略。其健康教育的主要内容包括：传播和帮助广大群众掌握慢性病防治的相关知识，提高自我保健能力；帮助社区居民更好、更方便地使用社区卫生服务功能，使他们积极参与慢性病的防治工作；提倡健康的方式生活，对不良行为习惯进行早期干预，对行为危险因素进行控制；对社区居民及基层群众提供初级保健技能培训等。通过以控制行为危险因素为关键的综合防治，达到促进社会群体健康的目标。

（2）健康教育在伤害预防中的作用：伤害包括交通事故、窒息、溺水、自杀、中毒、暴力等。通过教育、加强安全管理和立法等多种方式干预，往往会使伤害得到有效预防和控制。预防伤害的健康教育策略包括：开展健康传播活动，提高公众自我保护意识，预防意外伤害的发生；开展有针对性的技能培训，提高公众在意外事故发生时的应急处置能力；完善相关政策、法律法规，引导和规范公众的行为；创造安全的社区环境。

（3）健康教育在突发公共卫生事件预防中的作用：突发公共卫生事件的应急健康教育是运用传播、教育和干预的手段，提高人们对突发公共卫生事件的识别能力，增强自我防护意识和技能，采取健康的应对行为和生活方式，有效避免恐慌与混乱，降低突发公共卫生事件所带来的损失。其健康教育的主要内容包括：进行紧急社会动员，充分调动社会现有和潜在力量，来应对突发事件；加强与传媒交流，通过借助大众媒体，对最新动态做出及时、准确的更新；在现场调查的基础上，确定突发公共卫生事件发生的原因，评估暴露危险因素和受其影响的概率。

3.健康教育在公共卫生护理工作中的作用

健康教育的有效开展，不仅能提高患者的依从性，提升生活质量，而且能节约医疗资源，降低家庭和社会的医疗负担。在公共卫生护理工作中，公共卫生护士须告知公众预防疾病、促进健康的信息，帮助其认识危害个体健康的环境因素及不良行为与生活方式；对特定疾病进行针对性的讲解，满足公众的个体化学习需求，帮助服务对象认识其现存的和潜在的健康问题；督促人们养成良好的生活方式，增进自我保健能力。基于以上内容，公共卫生护士必须掌握健康教育的基本内容，并且将健康教育融入公共卫生护理实践中去。

二、行为与公共卫生

行为与公共卫生的关系密切。在目前疾病谱改变的背景下，行为成为影响健康的不可忽视的因素之一。引导和管理社会群体的行为方式是公共卫生工作中的关键环节，对改善群体健康水平具有重要意义。

（一）行为的定义

行为是人在应对复杂环境时所做出的适应性反应。公共卫生相关的社会行为指个体或群体与健康和疾病有关的行为。按照行为者影响自身和他人健康的结果，可分为促进健康的行为（health promotion behaviors）和危害健康的行为（health risk behaviors）。提倡和发扬促进健康的行为，而避免危害健康的行为，已成为医学及全社会共同维护健康的重要任务。目前，人们普遍认为促进健康的行为包括充足的休息与睡眠、合理营养与平衡膳食、适当的体育锻炼、积极的自我心理调适、戒烟限酒等；而普遍认为危害健康的行为通常为不良生活方式与习惯、不良性格行为模式、不良疾病行为等。

（二）行为在公共卫生中的作用

世界各国控制疾病大致经历三个阶段：第一阶段为传染病控制阶段，通过改善环境、水源等的卫生状况来消灭病原体；第二阶段为个人卫生阶段，通过预防接种和各种清洁保健手段，预防疾病发生；第三阶段是通过养成健康生活方式，而改变不良行为和生活方式，预防疾病的发生和发展。目前，医学已进入通过改变行为方式来预防、治疗疾病的新时代，普遍认为健康的行为和生活方式是保证身心健康，防控传染病、慢性病、伤害等疾病发生和发展的关键。重视宣传和倡导健康的行为生活，对指导与促进人类健康非常重要，有利于推动全民参与健康公共卫生的建设。行为在公共卫生中的作用主要体现在以下几个方面：

1.行为在疾病预防控制中的作用

目前，慢性病导致的疾病负担占疾病总负担的 70% 以上，是制约健康预期寿命提高的重要因素；乙型肝炎、结核病、艾滋病等重大传染病防控形势仍然严峻。行为干预在疾病预防控制中发挥着重要作用，如通过政策干预增加烟草税和提高烟价可约束人们吸烟行为，隔离政策可阻断急性传染病传播等；也可通过环境设施干预，如社区建设锻炼场所、完善健身设施可有效促进健康行为，降低肥胖症等慢性病的发病风险。此外，在大众媒体干预、社区及组织干预中，通过及时宣传传染病三大环节的防控措施及信息更新、长期的慢性病健康宣教与监测管理，做到广泛且精准的健康教育及促进行动，可使传染病、慢性病得到有效控制。

2.行为在伤害预防中的作用

个体及群体的行为在伤害事件中起重要作用。世界各国正通过政策、宣传和监管干预措施处理各种行为风险来减轻疾病负担。我国通过醉驾入刑、吸毒、贩毒入刑、打击暴力行为等政策干预对危害健康的行为进行有效防控；通过对监护人进行宣传教育，预防儿童意外伤害事件的发生。在大众媒体和社区干预中，对心理健康、交通安全、户外安全、食品、药品安全等行为进行多角度、多层面的宣传教育，共同促进健康的心理及行为。

（三）行为在公共卫生护理工作中的作用

社会行为干预对防治慢性病、传染病至关重要。针对防治慢性病，公共卫生护士在工作中须定期向居民普及慢性病的防治知识，提高居民对疾病的认识。通过倡导健康的行为方式，如健身、合理膳食、注重休息、戒烟限酒；劝诫和干预不良行为习惯，如抽烟、久坐久站、暴饮暴食、过度用眼、非科学就医行为等，提高居民的健康管理水平。针对传染病，公共卫生护士应在正确了解社会行为在传染病防控中的重要作用的基础上，结合临床专业知识，发现早期临床症状，结合传染病流行病学资料，有效控制传染源、切断传播途径、保护易感人群。同时，公共卫生护士需要掌握对传染病的报告和处理方法，宣传传染病的相关法律法规，通过对传染病预防知识的普及，减少导致传染病流行和传播的行为，从而有效预防和控制传染病。此外，公共卫生护士还应在群众中积极宣传应对地方病、寄生虫病、精神疾病、心理疾病相关的健康行为。

公共卫生护理深入人群健康的方方面面，在我国公共卫生服务体系建设中的作用日益凸显，护理人员应正确理解社会行为对公共卫生的多元性、广泛影响性作用，掌握社会行为作用于健康的关键环节，通过健康知识普及、全民健身、合理膳食、控烟限酒、心理疏导等途径，引导居民形成自主、自律、符合自身特点的健康生活方式，为公共健康保驾护航。

第三节 生物因素与公共卫生

生物因素（biological factor）在公共卫生发展中扮演着重要角色，其引起的传染病，尤其是新发传染病，具有不确定性、动物源性、传播速度快、流行范围广和病原特征复杂等特点。针对与公共卫生相关的生物性有害因素（biological hazards factor），开展识别、监测与管理，有助于预防传染病流行。

一、生物因素与公共卫生

生物（organism）指在自然条件下，通过化学反应所生成的具有生存能力和繁殖能力的有生命的物体以及由它通过繁殖产生的有生命的后代，能对外界的刺激做出相应反应，也能与外界的环境相互依赖、相互促进。

生物因素中生物性有害因素可导致人体感染疾病，而非致病性生物因素（nonpathogenic biological factor）可与人类达成互利共生关系。体内外存在的各种生物因素无时无刻不在影响着人体的健康，在一定条件下，免疫功能降低或外部原因等可使非致病性生物因素转化为生物性有害因素，由此可见生物因素与机体健康息息相关。

二、生物性有害因素的分类

生物因素中病原微生物、病媒生物、致害动物、致害植物和其他生物性危险因素统称为生物性有害因素。在公共卫生护理工作中对生物性有害因素的有效识别，是降低生物性有害因素危害与传播风险的重要手段。

（一）病原微生物

病原微生物（pathogenic microorganism）是一类个体体积直径小于 1mm 的生物群体，其结构简单，多数是单细胞，部分没有细胞结构，能够引起人类、动物和植物的病害。微生物种类繁多，至少有十万种以上，按其生物结构差异可分为以下三类：

1.真核细胞型微生物（eukaryotic microorganism） 包括真菌、真核藻类和原生动物。其中，对人体具有致病性的种类主要为真菌。据统计，对人类有致病性的真菌约有 300 多种。真菌引起的疾病统称为真菌病，主要包括感染性疾病、变态反应性疾病和中毒性疾病三种类型。

2.原核细胞型微生物（prokaryotic microorganism） 包括细菌、支原体、立克次氏体和衣原体等。细菌感染是致病菌或条件致病菌侵入血液循环中生长繁殖，产生毒素和其他代谢产物所引起的急性全身性感染，临床上以寒战、高热、皮疹、关节痛及肝大、脾大为特征，部分可有感染性休克和迁徙性病灶。支原体、立克次氏体、衣原体等病原微生物可通过呼吸道、性接触等方式传播毒素从而引起感染。

3.非细胞型微生物（acellular microorganism） 包括病毒和噬菌体。具有人体致病性的非细胞型微生物主要为病毒，可通过多种途径侵入机体，并在易感的宿主细胞中增殖进而引起病毒感染。不同病毒种类所引起的机体病理状态与传播性不同。

（二）病媒生物

病媒生物（vector）在疾病传播过程中，对病原体仅起到携带和运输的作用。病原体只是机械性地从一个宿主或环境污染点传播给另一个宿主或环境污染点，而病原体在病媒生物体内外并不发生明显的形态变化或生物学变化。

目前，新发虫媒传染病是新发传染病的重要组成部分，在全球呈现加剧形势，其已成为日益严重的世界性公共卫生问题。通过采取防蚊、防蝇和杀灭病媒昆虫等措施，可防止新发虫媒传染病的传播。

（三）致害动物

致害动物是引起人类生物性健康损害的重要来源，按照生物结构可分为以下两类：

1.有毒动物（poisonous animal）分成两大类，一类是具有进攻性含毒器官（毒牙、毒刺）的动物，常见的如毒蛇、毒蜘蛛、蝎子、某些蜂、蚁及一些带毒刺的海洋鱼类；另一类是身体组织器官（如血液、皮肤、脏器）含毒的动物，如河鲀、胆毒鱼类。

2.寄生虫（parasite）能引起寄生虫病的寄生虫主要有原虫和蠕虫两大类。吸血节肢动物如蚊、虱、蚤，广义上属于寄生虫，但不能直接引起寄生虫病。

（四）致害植物

植物自身的化学成分复杂，其中有很多是有毒的物质，若不慎接触可引起多种疾病甚至死亡。按照其毒性物质的毒作用方式，致害植物可分为以下三类：

1.含有毒物质、食用后可引起中毒的植物

通常也被称为有毒植物。依据引起中毒的原因一般可分为非食用部分有毒的植物，在某个特定的发育时期有毒的植物，含有微量毒素、食用量过大可引起中毒的植物，以及自身含有有毒成分、未煮熟食用可引起中毒的植物四类。

2.带有成瘾作用的植物

成瘾性成分主要是神经毒素或干扰神经的物质。例如，罂粟因含有多种生物碱，短期适量使用可起到镇痛、止咳、止泻及缓解疼痛的作用，若长期过量使用易引起成瘾、慢性中毒，严重可危害身体，严重中毒者可因呼吸困难致死。

3.其他致病植物

植物的花粉、植物性粉尘吸入人体后可导致敏感人群发生哮喘等超敏反应，水仙花、断肠草和夹竹桃等植物接触后可引起胃肠道反应及神经系统症状等。

（五）其他生物因素

除上述的生物性有害因素外，还存在内源性的生物性有害因素。例如，机体内的癌变细胞、各种内源性有害物质（已死亡的细胞、组织，脱落的血栓等），这些内源性的生物性有害因素也是诱发人体病变的重要原因。

三、防控生物性有害因素的公共卫生护理策略

由生物因素所引起的公共卫生事件对生产、生活秩序及人类社会发展具有重要影响，在诊疗、传染病防控及突发公共卫生事件应急等多种环节处理中，积极防控生物性有害因素具有重要意义。在公共卫生护理工作中，对危害公共卫生的生物因素进行识别，能够有效控制病原体的传播，阻断传播途径，保护易感人群，防止传染病流行。防控生物性有害因素的公共卫生护理策略主要包括以下几点。

1.注重护理人员专业素质培养

加强公共卫生护理方面的培训，提升护理人员对传染病防治的认识水平及风险评估能力非常重要。医护人员是医疗机构和传染病突发公共卫生事件应急救援主体之一，而护理人员的工作更是涉及传染病监测、上报、医疗应对、公共卫生事件处置等各个环节，因此护理人员的应对能力会在很大程度上影响医疗救援质量。研究发现，传染病与突发公共卫生事件救援经验、传染病防治的认识水平及风险评估能力以及角色认知是护理人员面对传染病与突发公共卫生事件时应对能力的主要影响因素。做好应急状态下的护理组织管理工作，科学、合理调度护理人力才能够满足传染病与突发公共卫生事件的救治需求。

2.提高护理人员自我防护意识

在公共卫生护理工作中，加强自我保护，提高职业防护意识也同样重要。严格执行医院防护标准、减少职业暴露可有效降低医院感染的风险。在日常医疗行为、传染病流行及突发公共卫生事件中，医护人员要不可避免地接触患者的血液、体液或分泌物、排泄物等，在这一过程中会较大程度地增加其发生感染的机会。因此，医护人员应了解传染病上报、预防接种和标准化防护内容，提高个人卫生防范意识和防护水平以减少毒物对自身的损害，掌握正确处理污染锐器、血标本、医疗垃圾的方法以防生物性有害因素引起的职业暴露等尤为重要。

第四节　环境因素与公共卫生

环境深刻影响着人群健康，也对公共卫生的发展产生深远的影响。环境健康（environmental health）概念的提出，旨在改善人类生存的环境，减少人群有害因素暴露水平，最终达到预防疾病发生和促进机体健康的目的。大气、水、土壤等环境介质的污染会产生不良的公共卫生影响，不断涌现的新兴化学物亟须进行安全性评价，突发环境污染事件更是对公共卫生的严峻考验。为保护和促进环境健康，与之相关的公共卫生策略也在不断完善中。

一、环境健康与公共卫生

环境是人类生存和发展所必需的物质基础，也是与人类健康紧密相关的重要条件。环境是一个复杂的庞大系统，按照环境要素的属性和特征，可以将人类生存的环境分为自然环境、社会环境和人为环境。自然环境指天然存在、由来已久的事物和现象，如大气、陆地、海洋。社会环境是人类通过长期有意识的社会劳动，所创造的反映经济基础和上层建筑的环境氛围。人为环境是经过人类加工改造，改变了其原有面貌、结构特征的物质环境，如城市、村镇、园林。

人与环境持续接触，环境可影响人群的生活质量和健康寿命年，对于如何实现和维持环境健康一直受到人们的关注。例如，"健康人群 2020 年环境健康（The Healthy People 2020 Environmental Health）"计划中涉及有毒物质和危险废物、室外空气质量、住宅和社区、地表水和地下水水质、基础设施和卫生监测以及全球环境卫生六大主题。1989 年，世界卫生组织最早提出环境健康的概念。在公共卫生的发展历程中，环境健康是一个重要的考量因素，如为了保障食品卫生和预防传染病的发生，中世纪时期，意大利佛罗伦萨市政府要求市场每晚进行清洁；1942 年，杀虫剂"滴滴涕（化学名为双对氯苯基三氯乙烷）"的发明，有效减少了经蚊虫传播传染病的暴发，但 20 年后科学家发现该杀虫剂在环境中极难分解，导致环境中多种生物的濒临灭绝，多个国家因此禁止该杀虫剂的使用；20 世纪 60 年代，一种曾用于妇女妊娠反应的药物"反应停"，导致了成千上万的胎儿畸形，"反应停"事件后，美国法律则规定使用实质性证据证明药物的安全性和有效性，提供更多的药物研究资料。不良环境因素对人群的健康损害不言而喻，最新公布的《全球疾病负担报告》显示，2019 年因生活或工作中的环境有害因素导致的死亡人数达 1133 万，占所有死亡人数的 20%；同时考虑死亡和残疾时，环境因素造成的全球疾病负担比例为 16%。

二、影响健康的主要环境因素

1.大气污染（air pollution）是近几十年来的一个主要环境问题，它对环境和人类健康都产生了严重影响。大气污染有许多不同的排放源，其中汽车尾气和工业废气的排放是大气污染的主要组成部分。六种主要的大气污染物包括可吸入颗粒物（inhalable particle，PM_{10}）、细颗粒物（fine particulate matter 2.5，PM 2.5）、CO、SO_2、NO_2 和 O_3。短期或长期接触大气污染物除了能诱发支气管炎、哮喘、肺癌等呼吸系统疾病，还会增加流产、早产、低出生体重儿等不良出生结局的发生风险。有报道指出，男性不育的发生也与大气污染有关。在大气污染严重的地方，包含阿尔茨海默病、帕金森病在内的神经系统疾病的发生率也相应升高。

2.水污染（water pollution）指人类在生产和生活中排放的污染物进入水中，其数量超过水自身净化能力，导致水环境的生物特性和组成以及水的理化性质发生改变，引起水质恶化，甚至导致人体健康受损、生态环境遭到破坏的现象。水污染会破坏生物多样性，引发浮游植物的过度繁殖，引起水华。水中的毒素可通过食物链，经生物放大作用传递给人类。水污染所导致的清洁水源稀缺是一项重大的公共卫生问题。

3.土壤污染（soil pollution）指人类活动中产生的污染物进入土壤，并超过一定限量，达到危害人畜健康的程度，由此形成的污染称为土壤污染。土壤污染会降低土壤肥力，减少土壤生态多样性。土壤中废物积累过多，细菌会分解土壤废物，产生甲烷、硫化氢等有害气体，降低空气质量。土壤中的有毒重金属会对儿童造成不可逆转的发育危害。许多常见的土壤污染物都具有致癌性，长期暴露于这些污染物的人患癌症的可能性会升高，如定期接触苯可导致儿童和成人患白血病；暴露于多氯联苯的人可能患与肝癌有关的疾病。

4.突发环境污染事件（abrupt environmental pollution incidents）突发环境污染没有固定的污染物排放方式和排放途径，往往突然发生，来势凶猛，在瞬时或短时间内排放出大量污染物。突发环境污染事件包括核污染事件，重点流域、敏感水域水环境污染事件，城市光化学烟雾污染事件，溢油事件，易燃易爆物、有毒化学品和农药的扩散污染和泄漏爆炸事件。以核污染事件为例，发生原因包括反应堆冷却系统故障或破坏、核反应堆和核物质容器爆炸、放射源丢失等。一旦发生，会给周围环境和人群带来严重和长期的影响。

5.新兴化学物污染（emerging chemical pollution）涉及面广，包括新兴药物、消毒副产品、个人护理用品、表面活性剂、阻燃剂、纳米材料、微塑料、痕量金属等在农业、工业、健康护理等人类活动中造成的污染。一些新兴化学物往往具有内分泌干扰活性、致癌性、致畸性和致突变性，它可以改变环境的生态过程并影响生物体健康。据估计，约30%的新兴化学物污染与药物相关，药物可通过药厂生产和医院、家庭使用等途径进入环境，其主要危害在于对生物群产生急性或慢性毒作用，促进抗生素耐药菌的形成，干扰人体的内分泌活动。

三、应对环境因素的公共卫生策略

只有建立和运用良好的公共卫生策略，才能实现环境健康，进而才能在最大限度上保障全体人群的健康。尤其在突发环境污染事件中，公共卫生护理发挥着重要的作用。

1.大气污染的治理

建立完善的大气污染防控相关的法律法规，约束和规范企业的生产排放行为，提高群众的环境保护意识，保证大气污染控制工作的顺利开展。规范大气环境监测方法，根据监测结果适时调整治理策略；企业要秉承节能减排理念，将传统粗放型生产模式转变为集约型生产模式；大力提倡植树造林运动，促进城市美化和空气清洁。除此之外，还需要加快新能源、新技术的开发，以减少污染物的排放。

2.水污染的治理

部分针对部分地区出现"先污染后整治"的情形，亟须实施清洁生产，加大监察力度，提高部分地区的环境保护和管理能力。水环境整治管理相关部门须进行系统补充和完善，根据具体项目的水污染治理需求，简化管理组织结构，明确职责范围，为水环境整治任务的精确下达提供基础条件。

3.土壤污染的治理

有效防止土壤污染，需要提高人们对环境保护的认识。环保部门应加强监督和污染治理，及时查明污染源，并采取目标明确的控制措施。重点监测农业、工业生产和土壤污染物本底值高的地区，及时了解和掌握数据变化，制定具有针对性的防治措施；共享土壤保护监测数据，及时发现污染物的迁移途径。建立健全环境保护机制，科学协调土壤环境监测工作，明确各部门职责和任务，对土壤污染进行监测和治理。

4.突发环境污染事件的治理

对可能造成重大污染事故的建设项目进行规划、审批、立项环节的严格管理，多部门联合，统一行动，按照规划地对辖区内存在产生污染事故隐患的工厂、企业进行拉网式排查。公共卫生护理贯穿突发环境污染事件管理的各个环节。公共卫生护士应提前告知公众，减少人群接触频率和暴露剂量，帮助公众接受健康教育，避免可能导致恐慌的虚假信息传播；积极参与公共卫生机构的流行病学监测工作，并参与突发环境污染事件相关疾病的暴发调查。此外，公共卫生护士还应积极参与制订、更新、审查和实施应急计划，并与相关机构协同处理突发环境污染事件。

5.新兴化学物污染的治理

对于新兴化学物污染的治理，首先应该设计和开发新型的检测技术，以便更好地检测和监测环境中的新兴污染物。及时检测和动态监测可以有效控制新兴污染物的排放，便于及时采取应对措施。光电生物监测器是新兴化学物污染治理的高效工具，它可以检测重金属、内分泌干扰物等新兴化学物。新兴化学物污染会在一定程度上冲击既往的环境危害评估方法，所以亟须优化现有的评价机制和体系，制定相应的补偿措施。

第五节　公共卫生服务与公共卫生

公共卫生服务是以预防为基本策略，投资较少、社会长期效益显著的社会公益事业。公共卫生服务体系通过优化公共卫生资源配置，为全体居民提供多项卫生服务，旨在促进人类健康。

一、卫生服务与公共卫生服务

人人享有基本公共卫生服务，人民群众健康水平不断提高，是公共卫生事业蓬勃发展、人民生活质量改善的重要标志，是推进社会主义现代化建设的重要目标。

（一）卫生服务需求与供给

卫生服务（health service）是卫生系统通过卫生资源向个人或人群提供的预防、保健、医疗、康复等各种促进健康的活动总称。卫生服务需要（health service need）是个人或医疗卫生人员判定人们自身健康与"理想健康"之间存在的差距，进而提出的对卫生服务的客观需要。卫生服务需求（health service demand）是人们基于经济学价值观，有意愿且有能力消费的卫生服务量，可分为有需要转化而来的需求和没有需要转化而来的需求。日常生活中，"求非所需"和"供非所求"的情况屡见不鲜，皆可导致没有需要的需求量大量增加，造成卫生资源的浪费和短缺。卫生服务利用（health service utilization）是有卫生服务需求者实际利用的卫生服务量，是卫生服务需要量和卫生资源供给量相互制约的结果。实现卫生服务供需平衡，提升卫生服务利用率，是实现卫生资源社会效益和经济效益最大化的有效手段。

（二）公共卫生服务内涵与特点

公共卫生服务（public health service）是为保障社会公众健康，以政府为主导，有关机构、团体和个人有组织地向社会提供疾病预防与控制、健康教育与促进、妇幼保健、卫生监督等公共服务的行为和措施。同其他行业的服务相比，公共卫生服务具有下列特点：

1.社会性

公共卫生服务是一项典型的社会公益事业，其意义不仅局限于保障公众健康，更重要的在于它是保护人力资源、提高社会生产力水平的重要支持和保障。

2.公共性

公共卫生服务主要表现为纯公共产品或准公共产品的供给，具有非排他性和消费共享性的特点。

3.与健康相关

提供公共卫生服务的直接目的是保障社会公众的健康，所采取的措施必须遵循医学科学理论和知识。

4.效益成本比高

预防是最经济、最有效的健康策略，公共卫生服务以预防为基本策略，具有成本低、社会长期效益显著的特点。

5.政府主导

政府应对公共产品的供给承担主要责任，表现为政府统一组织、领导和直接干预以及必要的公共财政支出。

国家对居民的主要健康问题及其危险因素进行筛选，按照不同干预措施的投入产出比，权衡经济等因素，确定优先需要控制的公众健康问题及对应的干预措施，通过基层医疗卫生机构向全体城乡居民提供一系列公共卫生服务。而医疗服务（medical service）指卫生技术人员遵照执业技术规范提供照护生命、诊治疾病的健康促进服务，以及为实现这些服务所提供的药品、医疗器械、救助运输、病房住宿等服务。

（三）公共卫生服务体系与功能

自中华人民共和国成立，尤其是新世纪医疗体制改革以来，我国建立了以政府为主导、社区为主体的广覆盖公共卫生服务体系，为全体居民免费提供包括疫苗接种、健康教育、妇幼健康管理、慢性病管理等服务，推进基本公共卫生服务均等化，以达到预防疾病、促进人群健康的目的。公共卫生服务体系主要由专业公共卫生机构、医院和基层卫生机构组成。专业公共卫生机构通常包括专门从事疾病预防控制、健康教育、妇幼保健、计划生育技术服务、精神卫生、院前急救、采供血和卫生监督等公共卫生服务的专业机构。城市社区卫生服务中心（站）和农村乡镇卫生院、村卫生室等，承担着城乡居民的预防、保健、医疗、康复等综合性服务，也是我国公共卫生体系的重要组成部分，更是我国城乡居民基本公共卫生服务的主要提供者。此外，根据我国卫生机构的职能界定，综合型医院也要提供一定的公共卫生服务，如疾病预防、传染病报告、应急救治等。公共卫生护士作为公共卫生服务的重要实施者，广泛分布于公共卫生服务体系的各个机构中，向全体居民提供公共卫生护理服务，因此在保障全民健康、提升健康水平上起关键性作用。

（四）公共卫生服务与公共卫生护理

研究居民健康状况与卫生服务供需和利用之间的联系，分析卫生服务供需平衡情况、卫生服务利用率及其影响因素，能够为加强现代化管理、完善卫生事业发展规划、制定卫生事业相关方针政策提供科学依据。公共卫生服务体系通过筛选居民的主要健康问题，合理配置公共卫生资源，提供一系列公共卫生服务，满足群众的公共卫生服务需求，从而提高公共卫生服务利用率，促进公共卫生事业发展，保障人民群众健康。

公共卫生服务以维护群众健康为基本目标，以疾病预防为工作重点，以区域内全体人群为服务对象，包括老年患者及精神疾病患者。公共卫生护士作为实施公共卫生服务项目的主力军，在促进城乡基本公共卫生服务均等化进程中起关键性作用。公共卫生服务既强调疾病预防，也强调疾病护理与健康维护。公共卫生护士在提供公共卫生服务的过程中，除执行常规的护理操作外，还需深入到居民的家庭中进行走访与健康宣教，新的工作内容对公共卫生护士的专业素质提出了新的要求。目前，公共卫生护士正接受更专业的教育和培训，开展公共卫生服务的组织形式也越来越多样化，部分社区通过建立卫生服务中心和保健站等，取得了十分理想的效果。

二、卫生政策与公共卫生政策

公共卫生政策的制定与出台，不仅能优化卫生资源配置，促进公共卫生服务供需平衡，还能统筹社会各机构和群体实施公共卫生相关措施，促进公共卫生事业的发展与人群健康水平的提高。

（一）卫生政策与公共卫生政策的定义

卫生政策（health policy）是卫生领域的公共政策，是政府或权威机构以公众健康为根本利益依据，制定并实施的关于卫生事业发展的战略与策略、目标与指标、对策与措施的总称。卫生政策的形成过程需要考虑现有资源的约束并选择合适的政策工具，尽可能地满足人们对医疗卫生服务的需求。

公共卫生政策（public health policy）是国际组织、国家、地区等各层次的执政中心或决策中心用以规范和引导卫生事业发展方向、调节卫生资源配置、协调各利益群体的利益和矛盾等，为最终提高公众的健康水平、维护社会稳定、推动社会发展所采用的手段或途径。

（二）公共卫生政策的特点

公共卫生政策既有一般政策的共同特征，又有公共卫生事业的独特特征。公共卫生政策的特点，包括以下四个方面：

1.既有鲜明的独特性，又有一定的共同性

公共卫生政策同一般政策一样，需要因地制宜、因时制宜，体现出鲜明的独特性。公共卫生事业是全人类的共同事业，公共卫生政策是全人类命运共同体的重要健康保障。因此，很多公共卫生政策，特别是技术性公共卫生政策，在一定程度上又具有共同的特点。

2.既有特定的部门性，又有广泛的社会性

各级卫生单位以及卫生工作者，既是公共卫生政策制定的主要承担者，也是公共卫生政策的贯彻实施者或组织实施者，因此公共卫生政策具有特定的部门性。同时，随着生产社会化、生活社会化、医学社会化的同步发展，任何一项卫生政策所面向的都是大小不同的"社会"，进而解决不同的社会卫生问题，所以公共卫生政策又具有广泛的社会性。

3.既有相应的强制性，又有相对的宣传教育性

一方面，有些类型的公共卫生政策，特别是法治型公共卫生政策，是公共卫生政策的一种强制形式。另一方面，由于公共卫生政策的社会性，主要涉及对象为群体，大量的公共卫生政策需要在宣传教育后，才能被公众广泛理解和自觉接受，政策才得以顺利实施。因此，公共卫生政策又有一定的宣传教育性。

4.既有很强的时效性，又有持续的稳定性

任何一项公共卫生政策都受严格的时间性和空间性制约。一般来说，不同时期应有不同的公共卫生目标，相应的会有不同的公共卫生政策。一方面，公共卫生政策的时效性，要求不断研究新的政策内容，以适应新的现实需要。另一方面，短时间内不能完成大量的卫生保健任务，只要公共卫生政策所服务的任务没有完成，公共卫生政策就应该保持持续和稳定。因此，公共卫生政策相对一般政策，又具有持续的稳定性特点。

（三）公共卫生政策与公共卫生护理

公共卫生护士既是公共卫生政策的执行者，也是公共卫生政策制定的参与者。公共卫生护士作为基层公共卫生系统的主力军，在了解社区居民健康状况、经济水平以及文化程度等基本情况的基础上，可根据社区的具体需要，参与设计社区特色的卫生保健政策，帮助制定并推广工作场所安全指南，协助监管机构执行相关政策；同时，还可参与制订健康教育计划、设计社区内部宣传活动和社区外展活动，促进社区居民健康。例如，公共卫生护士根据居民健康档案分析社区年龄结构后，发现老龄人口占比较大、慢性病发病率较高，应积极参与制定针对老年人的公共卫生护理政策，加强慢性病防治的健康教育，定期组织体检，加强慢性病管理，预防慢性病的急性发作。因此，未来的公共卫生护理工作需要更多元化的人才队伍。

第三章 公共卫生健康教育

　　健康教育学是研究健康教育的基本理论和方法的一门科学，是医学与行为科学相结合所产生的边缘学科。它力图在医学，尤其是在预防医学领域应用行为科学的方法和成就，研究人类行为和健康之间的相互联系及其规律，探索有效、可行、经济的干预策略及措施，以及对干预效果和效益进行评价的方式方法，从而服务于疾病预防和治疗康复，促进人类身心健康，提升人们的生活质量。健康教育是人类最早的社会活动之一。远古时代，个体的生存和种族的延续面临比今天更大的挑战，将前人或自身在实践中积累起来的关于避免伤害、预防疾病的行为知识和技能传授给同伴或下一代，无疑是最为重要的社会活动。随着社会经济和科学技术的发展、人类与疾病做斗争的形势的变化、健康知识的积累，一些最重要、最基本的相关行为要求逐渐成为全社会都必须遵守的行为规范。但大量的健康知识和技能依然需要通过信息传播和教育等活动来扩散和传承。第二次世界大战后，一方面，行为科学体系的形成和传播学、管理科学等的发展成熟，为健康教育从自然的、缺乏理论和方法学指导的状态转变为自觉的、建立在科学理论和方法学基础上的系统的社会活动奠定了基础。另一方面，人类行为与生活方式的改变、疾病谱的变化和新的严重传染性疾病的出现，以及人们对健康的更强烈的追求，也使系统的健康教育活动越来越受到人们关注与重视。

　　20 世纪 70 年代以来，健康教育的理论和实践有了长足的进步，健康教育学作为公共卫生与预防医学的一门专业课程，将努力反映这些进步。

第一节　公共卫生健康教育概述

我国的健康教育与健康促进经历了以下三个阶段：20 世纪 50～60 年代卫生宣教与爱国卫生运动阶段；20 世纪 80 年代健康教育学科的建立与网络初步形成阶段；20 世纪 90 年代以来的健康教育与健康促进阶段。目前，健康教育与健康促进已经成为 21 世纪促进人类健康的主要方法。

一、健康教育概述

（一）健康教育的定义

健康教育（health education）是有目的、有组织、有计划地通过信息传播和行为干预，帮助个人和群体掌握卫生保健知识，树立正确的健康观念，自愿采纳有益健康的行为和生活方式，并对教育效果做出评价的社会教育活动。健康教育的核心问题是促使个体或群体改变不健康的行为和生活方式，尤其是组织的行为改变。健康教育的目的是消除或减轻影响健康的危险因素、预防疾病、促进健康、提升生活质量。健康教育具备知、信、行三个基本特征：知识是基础，信念是动力，行为是目标。

人的健康信念、生活方式和健康行为受社会习俗、经济状况、卫生环境、文化背景与生活条件等多种因素的影响，因此要改变个人的不健康行为，就需要持续提供健康教育，包括学习健康知识、确立健康信念和养成健康行为。简单地说，就是以教育的手段来达到健康的目的。健康教育是有计划、有组织、有系统和有评价的完整过程，通过对健康教育对象的需求评估，提出科学的健康教育计划，制定教育目标，确定相应的策略与方法，最后对实施的健康教育活动以及教育的效果进行科学的评价。

（二）健康教育的要素

健康教育的过程由教育者、健康相关信息、教学活动、学习者与效果评价五大要素/环节构成。

1.教育者（educator）即健康教育工作者。根据健康教育的功能，健康教育工作者可从事专业性和普及性健康教育。其中，医疗卫生机构中的公共卫生医师、临床医生、临床护士或健康教育老师承担专业性健康教育工作；基层医院的医务工作者和社区、社会工作者承担普及性健康教育。

2.健康相关信息（health related information）。每个人在不同阶段对健康相关信息的需求不同，教育者应针对不同人群及其健康目标，给予相应的健康信息和指导。科学地选择健康相关信息的原则：①确保信息的正确性，是对提升人们的健康是有益的。②提供的信息证据充分，即选择有循证结论（evidence-based findings）的健康相关信息。③信息匹配学习者的需求，适合学习者学习，同时让学习者能共同参与其中。

3.教学活动（educational activities）。健康教育包括教与学两个方面，涉及一系列的教学方法和技巧。从广义上看，一切有目的、有计划的有益于健康知识传播、健康技能传授或健康相关行为干预的活动，如各种媒体、医疗机构各类健康信息的传播等，都属于健康活动；从狭义上看，教学活动主要包括健康相关信息的课堂讲授、培训、训练、个体咨询、指导、团体或小组活动等各类方式。

4.学习者（learner）。学习者可以是一个个体，也可以是一个具有相似特征的群体，如学校的学生、企业员工、医院的患者或社会群体。在教学活动中，教育者要以学习者为中心，让学习者主动学习，促进教学双方的沟通和互动。学习者应针对自身情况积极发现问题，参与寻找解决方案的讨论并理智地选择方案，同时在实践过程中不断进行反馈并完善方案。这样，学习者才能真正参与教学活动前的需求评估、教学活动的过程以及教学效果的评价，最终养成为自身健康而终身学习的习惯。

5.效果评价（effect evaluation）。健康教育实施的最终环节是评价健康信息教学活动的教学成效，也就是要推动个体或群体建立正确的健康理念，提高其健康素养，不断增强自身的健康决策力，养成有益于健康的生活行为方式，从而维持、促进、改善个人和群体的健康水平。

二、健康教育与健康素养、卫生宣教、健康促进的比较

分析比较健康教育、健康素养、卫生宣教、健康促进这四个概念，可以帮助教育者和被教育者更好地掌握健康教育的基本理论和开展各类健康教育。

（一）健康教育与健康素养

健康素养指个人获取和理解健康信息，并运用这些信息维护和促进自身健康的能力。居民健康素养是国民素质的重要标志，也是综合反映国家卫生事业发展的评价指标，已纳入国家卫生事业发展规划之中。公民健康素养包括三方面内容：基本知识和理念、健康生活方式与行为、基本技能。

提升健康素养是提高全民健康水平最根本、最经济、最有效的措施之一，而健康教育是提高健康素养的主要手段。健康教育的目的不仅要增加人们的健康知识，更要让人们树立正确的健康观念和自信心、学会相应的技能，通过获取、理解、评价和应用健康信息做出合理的健康决策，从而维持和提升健康。相应的，健康素养既是衡量个体或群体是否有能力保持健康的指标，同时是健康教育干预效果的评价指标。因此，健康素养被认为是公众在医疗服务、预防疾病和促进健康环境中的一种健康的资产。

（二）健康教育与卫生宣教

健康教育和卫生宣教既有联系又有区别。在我国早期的健康教育活动中，将对人们进行基本卫生知识的普及和卫生知识宣传教育简称为卫生宣教，目的是让人们了解基本的卫生常识，养成基本的卫生习惯，从而预防疾病的发生和传播。卫生宣教的特点是单向的健康信息传播，由医务人员、专家基于当时的主要卫生问题选择相应的健康信息，向大众进行宣传，并不考虑个体是否接受和行为是否改变。

随着社会经济的快速发展以及医学模式的转变，具有针对性的基于过去卫生宣教的健康教育逐渐发展起来。健康教育与卫生宣教的主要区别：①健康教育明确了自己特定的工作目标，即促使人们改善健康相关行为，从而防治疾病、促进健康。②健康教育是双向的健康信息传播，是教育者有计划、有组织、有评价地与被教育者共同进行有益健康的系统教育活动。可见，健康教育虽然在过去的一段时间与卫生宣教的概念有重合，但发展至今，已不同于传统的卫生宣教，健康教育的核心是通过系统性的教育活动使人们的行为发生改变，而卫生宣教只侧重知识的宣传，其对象、目标等有较大的差异。

（三）健康教育与健康促进

健康促进（health promotion）是健康教育的进一步发展与延伸。健康促进于1986年在首届国际健康促进大会发表的《渥太华宣言》中被首次指出，其定义为"促使人们提高、维护和改善他们自身健康的过程"。这一定义不仅表达了健康促进的目的，也强调了其范围和方法。WHO总干事布伦特兰（Gro Brundtland）指出："健康促进是从获得知识到采取行动的过程，是全社会的责任，需要多部门更加积极和广泛地参与，目的是不断提高人类的健康水平和生活质量。"劳伦斯•格林（Lawrence W. Green）等提出："健康促进指一切能促使行为和生活条件向有益于健康改变的教育与生态学支持的综合体。"一方面，这里的教育指健康教育，其在健康促进中起着主导作用，帮助人们做出健康选择与决定生活行为方式；另一方面，健康教育需得到人类物质社会环境及其与健康相关的自然环境的强有力和有效的支持，包括政府的法律、法规，组织和环境的支持以及全社会群众的参与，各方共同承担健康的社会责任，做到健康的共建共享。因此，从广义上理解，健康促进是当前防治疾病和增进健康的总体战略，而狭义上的理解则将健康促进视为一定领域内具体的工作方法或策略。

健康教育与健康促进既有联系也有明显区别。健康促进是通过健康教育，提高个人和公众的健康素养以及强化社会的健康倡导，同时通过健康共治（governance for health），一方面在政府各部门间加强协作，另一方面动员全社会参与，结合卫生服务方向，促成健康的生活行为方式，促进人类健康。健康促进的出现标志着对行为干预的重点开始从"健康的选择"到"使健康选择成为每个人既方便又实惠的选择"的转变。健康促进可以简单地总结成如下公式：

健康促进=健康教育×健康共治

（四）健康教育与健康素养、卫生宣教、健康促进的关系

健康教育与健康素养、卫生宣教、健康促进三者之间的关系，呈现递进式包容。卫生宣教是单纯的知识传播；健康教育进一步以行为矫正为主，着重个人与群体的知识、信念和行为的改变，也是健康促进的重要组成部分，强调一级预防；健康促进则

是以行为和环境矫正为目标，注重政府行为、行政干预，融客观支持与主观参与于一体，包括健康教育和环境支持；而健康素养可作为这递进式包容干预结果的一个评价指标。

三、公共卫生与健康教育的关系

公共卫生是全社会公私机构、大小社群以及所有个人，通过有组织的社会努力以预防疾病、延长寿命、促进健康与效率的科学与艺术，关系到一个地区甚至一个国家人民健康的公共事业。20 世纪 60 年代，"新公共卫生"概念被提出，至 20 世纪 80 年代中期之后进入"新公共卫生时代"。与传统的公共卫生相比，新公共卫生更关注慢性病和精神卫生，强调健康不仅是不生病，而且是涵盖了生理、心理、精神和情绪的健康，还包括社会的和谐、文明和道德的健康。公共卫生具体包括对重大疾病尤其是传染病，如结核病、艾滋病等的预防、监控和治疗；对食品、药品、公共环境卫生的监督管制，以及相关的卫生宣传、健康教育、免疫接种等。

2017 年国家卫生计生委修订形成了《国家基本公共卫生服务规范（第三版）》，共包括了 12 项服务内容，主要涉及居民健康综合管理技术体系、重点人群健康管理技术体系和患者健康管理技术体系三部分。其中，健康教育是公共卫生服务体系中的重要组成部分。在居民健康综合管理技术体系中，健康教育可以提高居民健康档案的建档率、提高公众的健康素养、提高突发公共卫生事件发生时的公众防护意识、提高公共卫生事件信息报告意识。在重点人群健康管理技术体系中，对 0～6 岁儿童及其家长、孕产妇、65 岁以上老年人等重点人群开展针对性健康教育可促进重点人群疾病的预防和筛查，实现疾病的一级、二级预防。在患者健康管理技术体系中，健康教育贯穿整个过程，发挥促进疾病早治疗及有效控制的作用，有助于做好疾病的三级预防。

四、公共卫生健康教育的内容、目的与意义

健康教育是公共卫生服务的重要内容，也是促进公共卫生建设的主要手段。公共卫生护士要想提供合适、有效的健康教育，就需要综合考虑针对不同人群需求、适合不同服务场所的公共卫生健康教育的内容和形式。

（一）公共卫生健康教育的内容

公共卫生健康教育就人群、场地、内容而言，涉及不同年龄、不同特征的人群，学校、公共场所、医院等不同的场地，以及关于健康的所有信息。总的来说，公共卫生健康教育的内容包括：①宣传普及公民健康知识，配合有关部门开展公民健康素养促进活动。②对特殊人群进行健康教育，主要针对青少年、妇女、老年人、残疾人、0～6岁儿童及其家长等人群。③开展健康生活方式教育，如合理膳食、控制体重、适当运动、心理平衡、改善睡眠、限盐、控烟、限酒、科学就医、合理用药、戒毒等健康教育，干预影响群众健康的危险因素。④对重点疾病患者群进行教育，如开展心脑血管疾病、呼吸系统疾病、内分泌系统疾病、肿瘤、精神疾病等重点慢性病，以及结核病、乙型肝炎、艾滋病等重点传染病的健康教育。⑤开展公共卫生问题健康教育，如针对食品安全、职业卫生、放射卫生、环境卫生、饮水卫生、学校卫生等的健康教育。⑥开展应对突发公共卫生事件健康教育，如应急处置、防灾减灾、家庭急救等。⑦宣传普及医疗卫生法律法规及相关政策。

（二）公共卫生健康教育的目的与意义

2016年，中共中央、国务院印发的《"健康中国2030"规划纲要》中指出，在普及健康生活上，要加强健康教育、塑造自主自律的健康行为和提高全民身体素质；在优化健康服务中，要强化覆盖全民的公共卫生服务，要加强重点人群健康服务。公共卫生健康教育的目的是实现全球性健康与公平，使人人都享有能获得最高的健康水平，不因种族、宗教、政治、经济和社会状况不同而分等级，具体体现在：①增强和维护人们的健康，使个人和群体实现健康的目的。②增强健康理念，从而理解、支持和倡导健康政策、健康环境。③改善人际关系，增强人们的自我保健能力，养成良好的卫生习惯，倡导文明、健康、科学的生活方式。④预防和降低非正常死亡、疾病和残疾的发生。

公共卫生健康教育是开展疾病防治、促进健康生活方式和建立健康环境的有效策略，是提高全民健康素养和身体素质的关键路径，也是促进全球卫生事业发展的战略需要，对一个国家甚至全球的公共卫生事业发展具有重要意义。

第二节　公共卫生健康教育的实施步骤

一项好的公共卫生健康教育项目依赖科学可行、严谨有序的实施方案。以护理程序为指导，公共卫生健康教育项目的实施步骤可分成三个主要部分，即公共卫生健康教育项目的评估与诊断、公共卫生健康教育项目的计划与实施，以及公共卫生健康教育项目的评价。

一、公共卫生健康教育项目的评估与诊断

全面系统的评估与诊断是了解公共卫生健康教育对象需求，提供针对性、实用性的内容，开展有效公共卫生健康教育的基础。目前最有代表性、使用最为广泛的健康教育基本模式为格林模式。根据此模式，公共卫生健康教育项目的评估与诊断包括以下五类：

（一）社会诊断

社会诊断的目的和任务主要包含评估目标社区或对象人群的生活质量并明确影响其生活质量的健康问题；了解目标社区或对象人群的社会环境；动员社区或对象人群参与健康教育项目。以往人们多重视定量的评估，而对于定性的研究，如服务对象的主观情感、愿望和要求往往没有受到应有的重视。实际上，健康教育的实施更多地依据群众的主观感受和社区的需求。社会诊断常采用的质性方法包括：知情人座谈会、德尔菲法、社区研讨会或群众听证会、专题组讨论、小组工作法、观察法等。在社会诊断中，不仅要重视定量的研究，也必须要重视定性的研究，两者是相辅相成、不可或缺的。

（二）流行病学诊断

流行病学诊断的主要任务是确定对目标人群的生活质量或健康状况影响最大的疾病或问题。在流行病学诊断的过程中，需要回答以下六个问题：①社区中存在哪些主

要疾病或健康问题，以及其在时间和空间上的分布情况及分布特点。②社区及社区居民最为关切的是哪种疾病或健康问题，或者哪些疾病或健康问题对社区或对象人群的生活质量构成最大/最突出的威胁。③存在这些疾病或健康问题的居民有哪些人口学特征。④导致或促使该疾病或健康问题发展的因素有哪些，影响最大的是什么，是否可以发生改变。⑤控制该疾病或健康问题，应利用什么资源，采取什么措施，能发挥怎样的作用。⑥健康教育对控制该疾病或健康问题，或者改变影响该疾病或健康问题的因素可能发挥什么作用。

（三）行为与环境诊断

行为与环境诊断是在流行病学诊断的基础上进行的。行为诊断指对导致疾病和健康问题发生和发展的危险行为生活方式的诊断。环境诊断中，环境因素包括社会因素和物质条件因素，可以采取健康促进措施使之改善，以支持健康行为或影响健康结果。行为与环境诊断的任务包括：①区分引起健康问题的行为与非行为因素。②区别重要行为与相对不重要行为，以及其与健康问题的联系密切程度及该行为发生的频率。③区别高可变性行为与低可变性行为，评估行为的预期干预效果。

（四）教育与生态诊断

教育与生态诊断的目的和任务是在明确影响目标疾病/健康问题主要行为的基础上，对导致该行为/行为群发生发展的因素进行调查和分析，从而为制定健康教育干预策略提供基本依据。在格林模式中，能够影响行为发生和发展的因素主要分为倾向因素、强化因素和促成因素，任何一项健康相关行为都会受到这三类因素的影响。研究这三类因素的主要目的在于正确地制定教育策略，即根据各种因素的相对重要性及资源情况确定干预重点。

（五）管理与政策诊断

管理与政策诊断包括管理诊断与政策诊断，主要通过查阅资料、专家咨询、定性调查等方式进行。

1.管理诊断的核心内容是组织评估和资源评估。组织评估包括组织内分析和组织间分析两个方面。组织内分析：如有无健康教育机构，该机构有无实践经验和组织能力，现有资源状况如何等。组织间分析：如健康教育规划与本地区卫生规划的关系，政府卫生行政部门对健康教育的重视程度和资源投入状况，本地区其他组织机构参与健康教育的意愿和现况，社区群众接受健康教育的意愿和现况，社区是否存在志愿者队伍等。资源评估则是对实施健康教育与健康促进的资源进行分析。

2.政策诊断的主要内容是审视社区现有政策状况，如有无与项目计划目标相一致的支持性政策，该政策是否完善等。

二、公共卫生健康教育项目的计划与实施

通过评估与诊断，明确公共卫生健康教育对象的需求和特征。在此基础上，需要进一步进行计划与实施，具体包括确定如何来满足目标对象的需求，采用何种方式或辅助手段来达到健康教育项目的目标。

（一）确定计划目标

任何一项健康教育计划都必须有明确的目标，这是计划实施与效果评价的依据。确定计划目标就是将前期评估与诊断的结果整合后形成具体可实现目标的过程。

1.总体目标

指预期达到的计划理想的最终结果，是计划总体上的努力方向，具有远期性、宏观性。总体目标常用文字表述，不要求达到可测量的效果，有时可能永远不能实现，但给计划指明了努力方向。

2.具体目标

该目标又称计划目标，是目的的具体体现，是为实现总体目标而设计的具体的、可量化的结果指标。

3.指标体系

由与各方面、各阶段、各层次的具体目标有关的指标及其权重（如果需要，必须专门确定）、预期指标值、指标使用方法等组成，是项目管理和评价的基本工具。

（二）确定健康教育干预方案

公共卫生健康教育干预方案的确定是整个干预过程的关键。由于涉及基层、受众人群多、场地覆盖面广等特性，一套科学性、可行性高的干预方案，是保证公共卫生健康教育高质量完成的决定性因素，同时可以尽可能地避免资源的浪费。

1.确定健康教育干预策略和方法

健康教育干预策略是在干预目标确定之后，根据公共卫生健康教育目标人群特征、环境条件和可得资源等情况来选择最佳的干预方式、方法和途径的过程。公共卫生健康教育主要干预策略如下。

（1）信息交流：向目标人群提供信息不仅能帮助其了解卫生保健知识，也是帮助其树立健康观念和采纳促进健康行为的基础，实现方式主要包括大众传播、人际交流和其他媒介传播。

（2）技能发展：健康教育干预策略不仅要告诉人们什么有利于健康，还必须解决"怎么做"的问题。技能发展就是在人们掌握必要健康知识和信息的基础上，帮助其形成和发展促进健康行为的能力，包括决策能力和操作技能两方面。

（3）社会行动：社会行动策略不仅需要注重活动本身的效果，还需要关注活动的影响力和新闻效果，以此打造健康文明、积极向上的公共卫生文化。

2.确定健康教育干预框架

是将公共卫生健康教育干预策略和方法与目标人群、目标行为、行为影响因素及干预场所相结合，综合考虑形成的健康教育干预方案。

（1）确定目标人群：目标人群指健康教育计划干预的对象或特定群体。通常基于公共卫生健康教育诊断的结果和优先解决的健康问题，明确特定疾病或健康问题在社区人群中的分布及其特点。受疾病和健康问题影响最大、问题最严重、处在最危险状态的群体，一般被确定为健康教育干预的目标人群或一级目标人群中的高危人群。根据目标人群与行为的关系可分为以下三种。

一级目标人群：是公共卫生健康教育项目将直接干预的存在问题的人群。

二级目标人群：指对一级目标人群的健康知识、态度和行为有直接、重要影响的人群。

三级目标人群：行政决策者、经济资助者和其他对计划的成功有重要影响的人。

（2）确定干预内容：即确定倾向因素、强化因素和促成因素三类行为影响因素中的重点干预指标，并根据不同的目标人群分类来进一步区分三类行为影响因素中的重要因素，最后根据计划目标选择干预内容。

（3）确定健康教育干预场所：指开展健康教育干预活动的主要场所，也是将健康教育干预活动付诸实践的有效途径，并在一定程度上决定了干预活动是否能得到有效实施。在公共卫生健康教育活动中，干预场所一般分为学校、医院、社区、工作场所和商业场所等。

（4）建立干预框架：在健康教育干预框架制定过程中，需要综合考虑政策、法规、制度等社会策略；不同人群、场所教育策略的特异性和多样性；动员和利用场所内各种有形和无形的资源策略；改善有关社会文化环境和物理环境的环境策略。

3.确定干预活动日程

依据公共卫生健康教育干预框架的设计，各阶段需要形成干预活动日程表。

（1）干预活动组织网络与人员队伍建设：健康教育工作因其本身的特性，必须根据工作需要形成多层次的、多部门参与的网络组织。人员队伍是执行计划的根本保证，应以专业人员为主体，吸收网络组织中其他部门人员参加，并明确各类人员的职责与权利。

（2）确定监测与评价计划：建立系统、完善的质量控制与监测体系，及时发现干预计划、材料、策略及实施中的问题并进行调整，是保证项目向目标顺利发展、衡量计划实施效果的重要措施。

（3）确定干预活动预算：干预活动预算是干预经费资源的汇总与分配方案。确定干预活动预算需遵循科学合理、厉行节约的原则。

三、公共卫生健康教育项目的评价

公共卫生健康教育项目的评价并不是健康教育的最终步骤，而是贯穿于整个程序。及时的项目评价可以帮助公共卫生护士掌握项目开展情况，不断完善项目，为更好地满足目标对象的公共卫生服务需求和项目的持续开展与推广提供了重要参考。

（一）过程评价

过程评价（process evaluation）测评的是投入（input）、活动和产出（output）的整个过程。通过过程评价能发现项目执行过程中存在的问题，以便采取修正行动。过程评价的内容主要包括以下三点。

1.评估规划实施情况

随时了解现场反应，如教育干预是否适合教育对象并为他们所接受，教育干预是否按既定程序得以实施（时间、频率）等。

2.评估干预实施人员工作情况

评估内容不仅包括干预实施人员的责任心与热情，还包括干预实施人员之间以及其与教育对象之间的配合与团结情况。

3.项目预试验

对教育材料、传播媒介、资料收集表（调查表）等进行预试验并及时加以修改。

（二）效果评价

效果评价（effectiveness evaluation）应当证明哪些效果是项目投入造成的，哪些效果是非项目因素造成的，并对这两类影响加以鉴别。干预在目标社区的影响作用可与未曾暴露于干预措施下的相似社区（对照）比较。常采用量性与质性方法相结合的方式。

（三）结局评价

结局评价（outcome evaluation）指评价健康教育规划的最终目的是否得以实现。评价内容包括以下几个方面：

1.效果

即规划对目标人群健康状况的影响。其评价指标是疾病发病率、死亡率、残疾率的变化，了解规划是否影响某种疾病的发病和流行情况，患者存活率及存活时间有无改变等。

2.效益

指规划改变人群健康状况所带来的远期社会效益和经济效益。其评价指标主要是生活质量指标，如劳动生产率、智力、福利、环境改善情况、寿命、精神面貌、卫生保健成本等。

3.成本—效益分析和成本—效果分析

在制定规划、选择某一方案、评价规划效果时，常常要考虑成本-效益分析（cost-benefit analysis，CBA）和成本—效果分析（cost-effectiveness analysis，CEA），作为科学决策的重要依据。成本—效益分析和成本—效果分析是通过计算对实施健康促进规划所使用资源（费用或成本）与健康收益进行分析比较，目的在于确定以最少的投入产生最大效果的规划；比较分析不同规划的成本—效益或成本—效果，以及决定某规划是否有继续实施的必要性。

第三节　公共卫生护士在健康教育中的作用

健康教育的开展必须动员社会各方力量积极参与，包括政府行政部门、群众团体、医务人员和人民群众等。而在所有的公共卫生健康教育者当中，护士具有得天独厚的条件，尤其在社区巡诊、家庭访视等方面，都为护士施行公共卫生健康教育提供了机会。这决定了护士在公共卫生健康教育中的主导地位，也促使护士成为公共卫生健康教育的主力军。

一、公共卫生护士在健康教育中扮演的角色

有效开展公共卫生健康教育，不仅能提高患者的依从性，提高生存质量，而且能

节约医疗资源，降低家庭和社会的医疗负担。公共卫生护士作为公共卫生健康教育的具体实施者，在健康教育中扮演着教育者、组织者和联络者的角色。

1.教育者

健康教育是一种特殊的教学活动，公共卫生护士作为教育者不同于一般意义上的教师。学校教师关心的是教育，其职责是将知识传授给学生，而公共卫生护士关心的则是提供教育服务，其职责不仅要传授知识，还要关注学习者的行为。公共卫生护士实施公共卫生健康教育的目的是帮助特定人群建立健康行为，在不健康行为与健康行为之间架起一座传授知识和矫正态度的"桥梁"。

2.组织者

在公共卫生健康教育的实施过程中，公共卫生护士需要制订健康教育计划、策划教育内容、选择教育方法以及调控教学进度。公共卫生护士组织教学能力的强弱对公共卫生健康教育效果有直接影响，因此公共卫生护士必须掌握健康教育的基本原则和基本技能，创造性地做好对教育对象的健康教育工作。

3.联络者

公共卫生健康教育是一个完整的教育系统，虽然健康教育计划可由公共卫生护士制订，但实施过程需要各类人员的密切配合。公共卫生护士作为联络者，应起到与医生、专职教育人员、营养师、物理治疗师等相关人员协调的作用，以满足不同教育对象对公共卫生健康教育的需求。

二、公共卫生护士的重要作用

公共卫生护士作为健康教育的主要实施者，其具体作用体现在以下方面：

1.为服务对象提供大量有关健康的信息

公共卫生护士应根据人群的不同特点和需要，为其提供有关预防疾病、促进健康的信息，同时须认识到主动参与比被动参与更有利于改变教育对象的态度和行为。因此，需要唤起人们对自身及社会的健康责任感，使其投入卫生保健的活动中去，从而提高大众的健康水平。

2.帮助服务对象认识影响健康的因素

影响人群健康的因素多种多样，主要包括环境因素、人群的行为和生活方式等方面的因素。公共卫生护士应帮助人们认识危害健康的环境因素及不良行为和生活方式，根据个体、家庭、人群的具体情况，有针对性地教育人们保护环境，鼓励其保持健康的生活方式和行为，提高人群的健康素质。

3.帮助服务对象确定存在的健康问题

公共卫生护士需要通过对个人、家庭、社区的全面评估，帮助服务对象认识其现存的和潜在的健康问题，通过健康教育，帮助服务对象解决问题，恢复和保持健康。公共卫生护士可与社区成员一起明确健康问题，共同讨论健康问题产生的原因，尤其是日常生活影响健康的行为因素。

4.指导服务对象采纳健康行为

公共卫生护士为服务对象提供有关卫生保健的知识和技能，使其能够运用并解决自身的健康问题，从而增进人群的自我保健能力。健康教育的对象是受教育者，公共卫生护士需要满足受教育者的需要，以改善受教育者健康状况来作为提升健康教育能力的出发点和落脚点。

5.开展系统的健康教育

公共卫生护士要将服务对象视为一个功能性的整体，在进行护理服务时，提供包含对服务对象生理、心理、社会、精神、文化、发展等方面的全面帮助和照护。护理服务要体现在人的生命全过程及其每一个阶段。健康教育应贯穿人成长与发展的各个阶段。公共卫生护士不仅应重视成人的疾病护理、青少年健康保健，还应重视母婴保健、老年护理。健康教育的对象不仅是患者，而且包括健康的人，健康教育的服务范畴不仅在医院而且包括家庭和社区。

三、公共卫生护士开展健康教育的方式

公共卫生护士在开展健康教育的过程中，需要根据不同疾病患者的临床表现、饮食要求、疾病注意事项、药物指导等以及不同人群的群体特征、健康问题，选择和设

计特异性、针对性和多样性的健康教育实施手段。公共卫生护士开展健康教育的方式主要包括：

1.专题讲座法

是一种较正式的传统的健康教育方式，一般由公共卫生护士对有关健康的某个专题进行讲授，以口头配合书面的方式，将信息传达给学习者。特点是容易组织，能在有限的时间内，将知识系统、完整地传授给特定群体，帮助其了解有关健康的知识或信息，为学习者改变观念、态度及行为奠定基础。例如，在针对在校女大学生开展乳腺癌预防知识的健康教育时，公共卫生护士开展了关于指导女大学生如何做乳房自检、合理饮食和正确佩戴文胸的专题知识讲座，帮助同学们在日常生活中注意健康的生活方式，增强防病能力。

2.个别会谈式教育

是一种简单易行的健康教育方法。会谈时，应注意与学习者建立良好的关系，及时了解其存在的困难及问题，以便实施正确的健康教育。例如，公共卫生护士在家庭访视时，通过个别会谈，了解访视家庭存在的潜在健康问题，以便后期开展个性化健康教育。

3.角色扮演法

是一种制造或模拟一定的现实生活场景，由学习者扮演其中的角色，将角色的言语、行为、表情及内心世界表现出来，以学习新的行为或解决问题的方法。参与者通过观察、操作、模仿、分析等学习有关的健康知识及经验。角色扮演后应进行讨论，引导参加人员讨论剧中的重点及内容，使其了解相关的知识及原理。例如，公共卫生护士在社区进行有关原发性高血压相关知识的健康教育时，可以有计划地采用情境式角色教学方法，帮助老年人掌握原发性高血压防治的相关知识。

4.讨论法

是针对有相同健康问题的学习者，以小组或团体的方式进行健康信息的沟通及经验交流。小组应由年龄、健康状况、教育程度等背景相似的人组成，以7～8人为佳，最多不超过 15 人。公共卫生护士作为教育者，小组讨论前应通知服务对象讨论的主题，并拟出基本内容；讨论开始时，要先介绍参加人员及讨论主题，在讨论过程中应注意调节讨论气氛；在讨论结束时，对讨论结果进行简短的归纳和总结。

5.示范法

常用于教授某项技术（如心肺复苏术）。一般教学人员先进行示范，使学习者能仔细地了解该项技术的操作步骤及要点；然后在教学人员的指导下，学习者进行练习；结束时学习者回示，教学人员通过评价，可以了解学习者是否掌握此项技术。注意：教学人员做示范时，动作不要太快，应将动作分解，并配合口头说明，以确保学习者的学习效果。

6.展览法

是利用图表、挂画、模型、标本展示的方法，系统地将学习资料提供给学习者，以激发学习者的学习兴趣，优化学习效果；在没有压力的气氛中，使学习者获得健康知识。例如，公共卫生护士在学校女生寝室楼下放置乳腺癌防治知识的宣传展板，可以帮助学生了解和学习乳腺癌防治知识。

7.实地参观法

是带领学习者实地参观某一健康场所，以配合教学内容，使学习者获得第一手资料的方法。例如，实地参观结核病防治所，了解结核病的防治情况；参观产房，降低初产妇对分娩的恐惧等。为确保效果，参观前应告知参观者参观的目的、重点及注意事项，参观时间要充分，允许参观者有时间提问；参观后应组织讨论，以减少疑虑或恐惧。

8.视听教材的应用

视听教材的应用是利用有关教具，如书面宣传材料、挂图、幻灯、投影、电影等，使学习者在最短的时间内对某一教学内容有所了解的方法。

9.计算机辅助教学法（computer aided instruction，CAI）

是一种借助计算机技术进行教学的新形式，可以综合利用多种媒体有效地表达传统教学手段难以表现的教学内容，使教学内容形象化、多样化。这种方式通过计算机的信息转换和处理功能，将学习者难以理解的理论和难以掌握的方法形象化和具体化，能降低学习难度。

10.同伴教育（peer education）

是一种互助参与式教育方法，指先让一部分人通过正规或非正规教育途径，掌握一定的知识和技能，然后通过他们将这些知识、技能传播给同伴。目前广泛用于生殖健康、艾滋病预防、戒烟、戒毒、戒酒、反对家庭暴力等方面。

11.其他

除上述健康教育方式外，还可采用其他各种方式进行健康教育。例如，通过家庭访视、在线医疗咨询等为人群提供健康教育；利用各种社会团体及民间组织的活动进行健康教育；利用报纸、图书、小册子、多媒体等媒介，对社区居民进行健康教育。

第四节　公共卫生健康教育中的伦理问题

健康教育的对象主要为人群，因此在教育过程中需要坚持维护个体利益与群体利益相统一的原则开展工作。下面主要介绍公共卫生健康教育的影响因素、公共卫生健康教育的伦理原则和公共卫生健康教育中的伦理问题及应对策略。

一、公共卫生健康教育的影响因素

1.家庭因素

家庭与个体健康行为的形成和发展有着极为密切的联系，几乎任何健康教育活动都应考虑家庭因素的影响。家庭成员间的饮食习惯、体育锻炼等方面可以互相影响持续数十年。进行以家庭为主要场所的健康教育时，因为对家长的行为干预可以影响到对家庭其他成员的行为干预，所以家庭成员中的家长成为健康教育的重点对象。

2.教育与学习因素

教育与学习因素对个体健康行为的形成和发展，以及改变不健康的行为有非常重要的作用。在教育者的启发下,被教育者可以全面理解和认识目标行为,从理性上感受到自身对它的需要,然后实现和学习该行为,并在各种促成和强化因素的作用下得以强化和巩固。同时,受教育程度较高者,获取健康知识的能力往往越强,更能采用较健康合理的方式安排其生活。通过健康教育改变不良行为和培养新的健康行为的过程大多依据这种模式。

3.文化因素

教育与学习因素研究文化与健康教育的关系时,必须注意不同地区、不同民族和宗教信仰的存在。民俗文化对健康行为有着正反两方面的影响。教育者应鼓励人们继承发扬文化因素中有益于健康的成分;同时,对于文化中不利于身心健康的部分,要开展健康促进的活动,逐步取代民俗文化中与健康科学不一致的成分。

4.社会因素

经济、人口密度、制度、法规为人们采取维护和增进健康的行为提供了最重要的基础。经济发达、人口密度较大的国家和地区,具有社会组织程度较高、传播媒体效率较高等特点,更能为其居民提供良好的卫生服务。不同的社会条件,其医疗制度、法规施行方式和内容也不同。因此,健康教育者应积极推动卫生立法工作,以法律的强制约束力来避免危害人群健康行为的发生,从根本上保障人们获取健康信息、采取促进健康行为的权利。

5.物质环境因素

生活在不同物质环境的人们,在适应过程中会形成不同的生活方式和健康行为。物质环境不同,居民的饮食生活习惯、性格特点、经济活动内容都会有所不同。通过建设相应的人工设施可以促进居民健康行为的形成,如近年来我国城市社区体育运动设施的建设,很大程度上提升了城市居民参与体育锻炼的积极性,促进了积极、健康生活方式的形成和普及。健康教育者在对某一地区服务对象进行健康教育时,也应注意物质环境因素的影响。

二、公共卫生健康教育的伦理原则

为切实保护被教育者的利益，在进行健康教育时除了要考虑相关的影响因素，还应该遵循相应的伦理原则，即公正原则、不伤害原则、有利原则和自主原则。

（一）公正原则

公正原则指在公共卫生健康教育的过程中，被教育者有被公平对待的权利和隐私权。

1.公平对待的权利

健康教育者应充分认识到不同文化、社会因素和物质环境所带来的影响，公平地选择被教育者，不忽视或歧视某些人群，不剥夺他们享受从健康教育中受益的权利。目前，健康教育作为重要的公共卫生策略已经得到人们的广泛认可，我国已将健康教育确定为向社会大众提供的基本公共卫生服务之一。由此可见，健康教育体现了让社会中的每个人都有平等机会享受潜在利益以及实现公共利益最大化的公正原则。

2.隐私权

被教育者的病情和健康状况被视作私人信息和秘密，受到隐私权的保护。健康教育者有为其保密的义务。隐私权主要涉及以下内容。

（1）敏感信息：对于被教育者而言，有些信息如性关系、个人及家庭收入等属于敏感范围。教育者应保护教育对象，同时设法得到其信任。一般情况下，教育者必须承担相应保密义务和具备职业道德，这是得到教育对象配合的前提。

（2）所观察的事物：现场观察的事物，如居室有些是不宜公开或被教育者不愿公开的，在进行现场健康教育的过程中需要保护被教育者的隐私。常用方法有匿名和保密。

（二）不伤害原则

不伤害原则指教育者在开展健康教育的过程中有责任将被教育者的伤害降到最低，使其获得益处最大。健康教育的干预手段与其他医疗卫生手段有所不同，主要是通过提供信息、知识、技能，改善自然环境和社会环境，促使人们采纳有益于健康的行为和生活方式。不同地区的人们生活方式不同，健康教育者应结合不同地区的文化因素实施健康教育，进而实现预防疾病、促进健康的目的。这样的干预手段对人体无创伤，并能预防疾病、伤残的发生，提高人们的生活质量。同时，与其他形式的医疗卫生服务措施相比，服务对象的经济及精神损失更小，它更好地诠释了伦理学中的不伤害原则。

（三）有利原则

有利原则指教育者应把有利于被教育者健康的因素放在第一位，并且切实为被教育者谋利益的原则。有利原则，不仅是对个人有利，也是对社会和国家有利。开展健康教育，是权利与义务统一的体现。每位公民都有维护自己的健康和生命不受侵害的权利。在国家、政府承担公民健康责任的同时，个人也应该积极接受相应的教育和学习，采纳有益于健康的行为和生活方式，从疾病预防、合理利用卫生服务、配合医生进行康复等方面承担相应的义务和责任，从而减少健康问题对个人生理、心理、经济等造成的伤害，也可减少社会卫生资源的消耗以及劳动力的损失。

（四）自主原则

自主原则指在健康教育的过程中被教育者有自主决定和充分认知的权利。为了充分尊重被教育者的自主权，教育者可以向被教育者提供知情同意书，即在进行健康教育时，首先征得被教育者同意并在知情同意书上签字。尤其当健康教育内容涉及被教育者的疾病、某种健康问题，甚至某种健康相关行为问题时，教育者有义务向被教育者说明健康教育工作的内容、意义与用途，并征得其同意和理解。

三、公共卫生健康教育中的伦理问题及应对策略

在健康教育过程中，教育者需要思考面临的伦理学问题，遵循伦理原则进行健康教育的需求评估、策略制定与实施，并进行效果评价。下面主要介绍在公共卫生健康教育过程中出现的公共卫生健康教育伦理问题及其对策。

（一）公共卫生健康教育中的伦理问题

1.人群需求与个体需求

健康教育是有计划、有组织、有评价的系统工程，其干预策略和活动的设计都基于对个体或人群的需求评估。健康教育需求评估首先要确定人群的主要健康问题和需要优先干预的相关健康行为，其次要确定大多数人愿意接受的健康教育策略和方法。这样的组织实施过程，能够最大限度地满足大多数人的需求，对于解决一个地区人群的健康问题，促进当地人群健康有重要意义；而且作为公共卫生策略也体现了"公众利益最大化"的宗旨。然而，在关注群体健康时，可能会忽视不同个体的具体问题和个性化需求，这在一定程度上可能造成个人利益的损失。

2.群体利益与个人利益

绝大多数情况下，采纳有益于健康的行为和生活方式，不仅符合个人的健康利益，也符合公众和社会的健康利益。例如，戒烟不仅可以有效降低吸烟者发生肺癌、冠心病、慢性阻塞性肺疾病的风险，也可以消除了二手烟对他人的危害。然而，在一些情况下，人们在实现个人健康利益时，忽视了对他人健康和社会健康的维护。例如，一些社区的老年人通过扭秧歌锻炼身体、愉悦身心，但吵闹的锣鼓声、音乐声可能侵扰了需要安静或休息的其他人。显然，在一些情况下，个人利益和群体利益之间存在着矛盾。

3.社会责任与自我决策

健康教育强调向人们提供充分的健康信息、知识，以便人们能在认知水平提高后"自觉"采纳有益于健康的行为和生活方式，突出体现了对个人自主性和自我决定权的尊重。事实上，通过教育、信息传播，人们在认识提高后做出有益于健康的决定是一个漫长的过程。在强调尊重个体的自主性及自我决策权的同时，个体如何承担对于健康的社会责任也需要每一位公民思考。

4.隐私保护与社会健康

健康的行为生活方式，不仅是戒烟、合理膳食、规律运动等，还包括定期体检、合理利用卫生服务，如结核病筛查、艾滋病自愿咨询检测、抗结核治疗等。例如，结核病、艾滋病等传染病患者可能会处于担心隐私泄露受到他人歧视而不及时检查就诊的困境中，一方面这可能使患者延误治疗、危害自身健康，另一方面也会因传染源没得到有效控制而造成疾病传播风险增加。因此，尊重和保护患者隐私，消除歧视，既是对患者权益的维护，也是传染病预防、维护社会健康的重要举措。

（二）公共卫生健康教育伦理问题的应对策略

1.参与和赋权

赋权指将决策的责任和资源控制权授予或转移到即将受益的人的手中。让目标人群参与健康需求评估过程，发现和认识自己的健康问题，自主决定如何解决自身以及所在社区的健康问题，即将参与和赋权的理念和方法运用到健康教育评估的过程中。这一方法不仅是自主这一伦理原则的体现，更能激发人们的健康意识和健康责任感，激发人们参与健康教育的热情与积极性，以此获得更好的健康教育效果。

2.关注个性化需求

在需求评估阶段，细分目标人群，更为准确地区分不同人群的健康教育需求，可以有效提高健康教育干预的针对性，在一定程度上满足人们对个性化服务的需求。此外，在健康教育实施阶段，增加面对面沟通活动，增加健康教育工作者与目标人群、个体的双向互动，尽可能对重点人群进行个体需求评估和分析，进而开展更有针对性的干预、指导。

3.教育引导与规范约束并重

健康教育强调人们认知提高后的"自觉"行动，更为人性化，更符合尊重自主性和自我决定权的原则。在设计和实施健康教育干预策略时，应做到两者并重。在尊重个人选择和保护大众与社会健康之间，底线是个人的选择不能损害他人、社会的健康。例如，一名吸烟者可以选择不放弃吸烟，但要确保其吸烟行为不会对他人的健康产生危害，即不能在公共场所吸烟。此外，在健康教育内容中，要改变传统的"利己型"价值观，倡导"利他型"健康意识，形成尊重他人健康选择、维护社会健康利益的理念。

4.知情同意与隐私保护

它是医学研究与实践必须遵守的伦理准则，健康教育也不例外。具体表现：如实告知目标人群收集资料的目的、意义、目标人群可能的损失（如时间花费、X 线检查的副作用等），以争取目标人群的理解、支持与配合；不以"如果不接受调查将无法获得服务"等信息威胁目标人群；告知目标人群有权在接受调查的过程中退出或中止；还应严格遵守对目标人群的承诺，真正落实尊重隐私与保密原则。在开展健康教育的过程中，健康教育工作者必须尊重目标人群中的每一个个体，不论其年龄、性别、民族、职业、贫富、健康状况，都应一视同仁；对有违法及违反与破坏社会道德规范行为的调查对象平等对待；在文字资料中要规避引发歧视性、耻辱感的词句、图片；在面对面交流中，健康教育工作者应注意自己的语言、语气、表情、避免歧视、责备等。

第四章 预防医学

医学（medicine）是研究人类生命现象及其规律的科学，旨在防治疾病、优生优育、促进健康和延年益寿。现代医学根据其研究对象和任务不同主要分为基础医学、临床医学、预防医学三部分。在整个医学科学的发展中，三者既有区别又相互联系，彼此渗透，有机融为一体，不可分割。预防医学是医学的重要组成部分，是人类高瞻远瞩和未雨绸缪的谋略与智慧，是在"防患于未然"思想指导下，通过医学实践不断积累起来的理论、技能与方法体系。

第一节 预防医学概述

一、预防医学的概念

预防医学（preventive medicine）是以人群作为研究对象，以"环境-人群-健康"作为工作模式，运用自然与社会的科学理论与方法，探索环境因素对人群健康的影响及其规律，制定其预防策略和措施，消除和控制危险因素，达到防治疾病、促进健康、提升生活质量和延年益寿等目标的一门学科。其理论、技能与方法的形成来源于人类与疾病做斗争的过程，并在实践中不断充实、完善与发展。

公共卫生（public health）是以预防医学的观念、理论和技能为基础，针对疾病预防和健康促进而采取的社会性实践的总称，这些社会性实践可称为公共卫生措施。美国公共卫生先导者、耶鲁大学教授 Winslow 早在 1923 年就提出：公共卫生是通过有组织的社会努力，实现预防疾病、延长寿命、促进机体健康的一门科学和艺术。

公共卫生带有明显的行政管理特色，因其需要动员社会各部门的力量，并由政府直接采取行动。公共卫生融合了各种人文社会科学及工程技术学科的知识和技能。公共卫生的使命是：预防疾病、保护环境、预防意外伤害、促进健康、灾难事故的应急处理、保证卫生服务的有效性和可及性等。公共卫生与预防医学密不可分，两者目标一致且相互促进。

二、预防医学的内容

预防医学作为一门相对独立的学科，具有完整的理论体系。

1.基本理念

①预防为主、防治结合。预防为主是最基本、最鲜明且贯穿本学科始终的理念，疾病是可以预防的，就疾病的治疗与预防而言更强调预防，因其意义更大、效率更高；防治结合是三级预防落到实处的保障，防治相互促进，共同呵护人类健康。②大卫生。强调预防措施和效果的实现，既可针对个体也可针对群体，相比群体更重要，从而强调全社会参与。③生态平衡。人类健康的动态过程维系受制于大环境的生态平衡，没有相对稳定的生态平衡系统，人类的生存与健康就没有可持续性。④多因多果。致病因素与疾病可表现为单因多果、多因单果或多因多果的非单一性因果关系形态。⑤宏观与量化研究。因研究对象是群体，以致应用宏观与微观相结合的研究方法同时强调宏观，应用定量与定性相结合的方法同时强调定量。⑥其他，如社会与经济效益评价以及法治观念等。

2.研究内容

预防医学研究的内容和涉及的范围十分广泛，按《中华人民共和国国家标准GB/T13745—2009》分类，预防医学与公共卫生学（代码为330）是一级学科，其包含的二级学科有：营养学、毒理学、消毒学、流行病学、传染病学、媒介生物控制学、环境医学、职业病学、地方病学、社会医学、卫生检验学、食品卫生学、少儿与学校卫生学、妇幼卫生学、环境卫生学、劳动卫生学、放射卫生学、卫生工程学、卫生经济学、卫生统计学、计划生育学、优生学、健康促进与健康教育学、卫生管理学、预防医学与卫生学其他学科等。

归纳起来主要研究内容有如下几个方面。

（1）描述疾病分布与健康水平的动态变化

采用人群健康研究的医学统计学和流行病学方法，描述和分析特定人群的疾病谱、死因谱的变化趋势，了解疾病的分布、发生条件和消长规律，阐明并评价健康危险因素。

（2）探讨健康影响因素

采用宏观与微观相结合的研究方法，阐明人类生活环境、工作环境、社会环境、心理行为及生物遗传因素对人群健康和疾病的作用规律，改善和利用有益的环境因素，控制和消除有害的环境因素。

（3）制定预防疾病、促进健康的策略和措施

针对健康危险因素制定防治对策，提出有效的个体和群体预防策略及控制危险因素的具体措施，并对其效果进行考核与评价。

（4）研究卫生保健和疾病防制工作的组织和管理方法

探究如何充分利用、合理配置卫生资源和科学管理卫生服务系统，为卫生工作决策提供科学依据和咨询建议，通过临床预防服务和社区预防服务，达到预防疾病、促进健康、防止残疾和早逝、提升生活质量和延年益寿的目的。

3.研究方法

预防医学既运用常规性分类的科学研究方法，又运用基础医学、临床医学、环境卫生学、卫生经济学、卫生管理学以及现代科学技术和医学信息等方法，但主要应用的是医学统计学方法和流行病学方法。医学统计学方法包括统计描述和统计推断，为健康影响因素研究提供了量化指标、效果差异比较的假设检验、多因素分析系列方法及高效率统计软件应用等方法。流行病学方法包括观察法、实验法、理论与方法研究，为探讨危险因素和病因提供了严密的逻辑思维路径、系统的方法和评价的标准。

三、预防医学的特点

预防医学相对于临床医学和基础医学而言有如下特点：

1.研究对象是人群，包括个体和群体，但以群体为主，主要着眼健康和无症状患者；

2.突出预防为主观念，强调积极预防疾病具有更大的人群健康效益；

3.重视与临床医学结合，将预防贯穿临床实践全过程，实施三级预防策略和措施；

4.研究方法上注重宏观与微观相结合，定量与定性相结合，按生物—心理—社会现代医学模式，从整体论出发，研究自然、社会和心理因素对人类健康的影响；

5.研究重点是健康影响因素与人群健康的关系，制定预防对策与措施，达到控制或消除病因，防治疾病、促进健康和提升生活质量的目的。

第二节　医学模式及健康观

一、医学模式

医学模式（medical model）是关于医学的总体看法或概括认识，即解释和处理健康与疾病问题的整体思维方法及行为方式。

由于受到不同历史时期的科学、技术、哲学和生产方式等方面的影响，医学模式的转变经历了神灵主义医学模式、自然哲学医学模式、机械论医学模式、生物医学模式（biomedical model）和生物—心理—社会医学模式（bio-psycho-social medical model）五个阶段，其中生物医学模式和生物—心理—社会医学模式对医学发展影响深远。

1.生物医学模式　是从人的生物属性出发，解释和处理健康与疾病问题的整体思维方法及行为方式。西方文艺复兴运动后，医学开始进入实验医学阶段，用生物学方法，对人体的形态结构、功能及生理、病理状态下的各种生命现象进行深入研究，致力寻找每一种疾病特定的生理、病理变化，发展相应的生物学治疗方法。生物医学模式在保护人类健康以及对医学进一步发展的影响中，发挥了重大促进作用，并且在医学科学界长期占领着统治地位。然而，由于该模式只注意人体疾病的生物因素方面，而忽视了疾病许多重要的心理因素与社会因素的主导中介作用，从而渐渐凸显出其片面性及局限性。

2.生物—心理—社会医学模式

是在认同人的生物属性同时，兼顾心理因素、社会因素及其他因素，解释和处理健康与疾病问题的整体思维方法及行为方式。随着社会经济发展，疾病谱的改变，工业化、城市化、人口老龄化进程加快，与生态环境、生活方式相关的卫生问题日益加重；心脑血管疾病、恶性肿瘤和其他非传染性疾病不断增多，并成为人类健康的主要威胁；遗传性疾病、代谢性疾病也日渐增多；微量元素缺乏病、城市儿童营养失调已构成对儿童健康的威胁；环境污染、水质污染、土壤污染、不良方式生活行为及交通条件的变化，致使创伤及心身疾病、精神疾病日益增多。如此种种，生物医学模式已不能充分地解释现代卫生保健实践中的一系列问题，而且束缚着医学研究的进一步发展。1979 年美国医学家恩格尔（G.L.Engle）指出：导致疾病的原因是生物、心理、社会诸多方面，因此，也应该从这几个方面来寻找对抗和治疗疾病的方法。由此催生了生物—心理—社会医学模式。

该模式以系统论为原则，认为人的生命是一个开放系统，通过与周围环境的相互作用，以及系统内部的调控能力，决定健康的状况。其意义在于：①为医学发展指明方向，拓宽了医学研究领域，从生物、心理、社会因素出发，对健康和疾病进行综合研究。②深刻揭示了医学的本质和发展规律，从单纯的生物因素扩大到人的社会、心理因素，涉及了人类疾病和与健康有关的各种因素，从医学整体出发，提示医生在诊疗疾病时要从生物、心理、社会的三维空间考虑并作出正确决策。③提示医疗保健事业改革的必然性。由于疾病谱、死因谱和人口年龄谱的改变，使社区居民的卫生保健需求产生了相应的改变，要求从多方面、多层次积极贯彻预防为主的方针，改革卫生服务条件，如扩大服务范围、增加服务内容及全面全程服务等。客观上反映了人们对高质量医疗卫生服务的需求。

该模式促进了临床医学的历史性变革，主要表现为从治疗服务扩大到临床预防服务（clinical preventive service），从技术服务扩大到社会服务，从院内服务扩大到院外服务，从生理服务扩大到心理服务。其核心是突出社会因素的主导性作用，强调医学的发展方向是从研究疾病到研究健康。

二、健康观

健康观是人们在特定医学模式指导下对健康的整体性认识。

1.健康

是指一个人在身体、精神和社会等方面都处于良好的状态。传统的健康观是"无病即健康"，现代人的健康观是整体健康。

1948年世界卫生组织（WHO）对健康提出的定义是："健康不仅是没有疾病或不虚弱，而是保持身体的、精神的和社会适应的完美状态。"

1978年WHO又提出了衡量一个人是否健康的十项标准：①精力充沛，能从容不迫地应付日常生活和工作的压力而不感到过分紧张；②处事乐观，态度积极，乐于承担责任，事无大小，不挑剔；③善于休息，睡眠良好；④应变能力强，能适应环境各种变化；⑤能够抵御一般性感冒和传染病；⑥体重得当，身材均匀，站立时头、肩、臂位置协调；⑦眼睛明亮，反应敏捷，眼睑不发炎；⑧牙齿清洁，无龋齿，无痛感，牙龈颜色正常，无出血现象；⑨头发有光泽，无头屑；⑩肌肉丰满、皮肤富有弹性，走路轻快有力。

1990年，WHO又重新颁布了对健康的定义：一个人只有在躯体、心理、社会适应和道德的各个方面都健康，才算是完全健康。

现代"健康"的概念涵盖了生理、心理、社会、道德四个层面。躯体和器官的健康是生理意义上的健康，是健康的基础，生理功能正常，也就是无伤残、无病痛；精神与智力的正常是心理意义上的健康；良好的人际关系和社会适应能力是社会意义上的健康；不损人利己，有良好的自律能力是道德意义上的健康，只有在这四个方面均衡发展的人，才是一个健康的人。

现代"健康"的概念是一个动态的概念，健康与疾病往往共存于机体。"健康"内涵的动态性，如同一个连动轴，"健康"与"疾病"处于同一轴线的两个不同的端点。疾病有轻重之分，同样健康也有一般意义上的和最高意义上的区别。一个人在其一生中健康状态也是处于变化过程中。因此，只有努力地追求，才能保持一种健康的状态；当一旦患了疾病之后，又能尽快地控制，并向着健康的一端发展。

疾病包括精神与生理两方面，病因包括生理和社会文化两部分。不少疾病从生理角度上来看，是由于致病菌、病毒引起的，但从社会文化角度上来看，贫困、不良的卫生习惯、不健康的生活方式、营养不良、过度劳累等是主要致病因素。

医学模式已由原来以个体为单位、以疾病为前提、以治疗为对策的单纯"生物医学模式"演变成为以群体为单位、以健康为前提、以预防为对策的"生物—心理—社会医学模式"。这种新的医学模式，拓宽了治疗与预防的领域，无论在内涵上，还是所涉及的策略上都发生了深刻的变化。

2.健康是资源

健康是一个积极的概念，它不仅是个人身体素质的体现，也是社会和个人的资源。现代健康观，更具体地反映了人们对身心健康的综合需求及人们对健康的全面理解和追求。为达到身心健康和较好地适应社会的完美状态，每个人都必须有能力去认识和实现这些愿望。

3.健康是权利和责任

健康是人类的一项基本需求和权利，也是社会进步的重要标志和潜在动力。国家实行医疗保障制度、合作医疗制度，以发展卫生事业，是对公民权利的尊重和保护，任何法人、组织和个人都要尊重公民的健康权利。除了每个人都有关心自己和他人健康的责任，政府机构、社会各部门和全体社会成员还对人民健康负有共同责任。健康是人类全面发展的基础，关系到千家万户的幸福。

4.健康决定因素（determinants of health）

是指决定个体和人群健康状态的因素。1974 年加拿大卫生与福利部前部长 Marc Lalonde 发表了一篇题为"A New Perspective on the Health of Canadians"的著名报告，把影响健康的因素归纳为四大类：人类生物学、生活及行为方式、环境及卫生服务的可得性。

健康决定因素受到国家经济水平和卫生事业发展的影响，同时取决于社会群体的文化教育素质、精神文明程度、生态平衡的保持、自然资源的利用以及人口数量等，它们相互影响，共同制约群体健康水平。美国学者德威尔（Dever）进一步将健康决定因素归纳为四大类十二项，并以新的 Georgia 模式解释各因素的相互联系及对健康的影响。国内外研究表明，四大类危险因素导致死亡的比重由高至低依次约为：生活及行为方式（40%）、人类生物学因素（30%）、环境因素（20%）、卫生服务（10%）。

5.健康四大基石

世界卫生组织倡导的健康生活方式"四大基石"，即合理膳食、适量运动、心理平衡、戒烟限酒。①合理膳食。即营养要全面均衡。主食由细粮、杂粮搭配，减少动物性脂肪和甜食的摄入，多吃新鲜蔬菜、水果、豆制品和牛奶，限制食用糖与食盐用量。②适量运动。运动贵在坚持，重在适度。项目可因人而异，每天锻炼一小时。③戒烟限酒。吸烟是导致高血压、冠心病、肺癌、支气管炎、肺气肿等多种疾病的重要危险因素。任何年龄的人戒烟都可获得健康上的真正收益。酒少许，不喝高度烈性酒，经常或过量饮酒会影响健康。④心理平衡。健康的四大基石中，心理平衡最重要。要正确对待自己、他人和社会，知足常乐，助人为乐，乐观进取，奉献社会，一生健康幸福。

第三节　三级预防与五层次预防

一、理论依据

1.健康—疾病连续带（health-disease continuum，HDC）即机体由健康到疾病是一个连续的过程，在这个过程中受各种健康决定因素影响，有一系列渐进相连的机体状态或健康标志呈现。对于个体来说，健康—疾病—健康（或死亡）；对于群体来说，健康高分布（健康问题低分布）—健康低分布（健康问题高分布）→健康高分布（健康问题低分布），是一个连续的过程，如传染病在某人群中的流行过程。这就是我们常说的疾病分布或健康问题分布的连续性。

2.疾病自然史（natural history of disease）是指疾病从发生、发展到结局（死亡或痊愈等）的自然全过程。按时间顺序、有无临床症状和体征分为四个明显的阶段：①病理发生期；②临床前期，即从机体失代偿到出现最初症状和体征；③临床期，即从疾病初发症状到出现典型临床表现；④结局，即疾病可发展至缓解、痊愈、伤残或死亡。某些疾病可有一定的先兆，早于病理改变阶段，表现出对某病的易患倾向，如血清胆固醇升高可能是冠心病发病的先兆。

基于疾病自然史的阶段性及健康—疾病连续带的理论，由健康危险因素作用于机体到出现临床症状有一个时间过程，危险因素的性质和接触剂量（或浓度）的多少可使疾病发生的时间有长有短，这样就为我们在疾病的预防上提供了机会。在疾病自然史的不同阶段，通过有效的早期诊断、预防和治疗可改变疾病的自然史直至向健康转归。

3.全程生命健康观（life course approach to health 或称健康生命全程路径）是通过把人生划分为几个明确的阶段（即围生期与婴幼儿期、青少年期、成年工作期和晚年期四个阶段），针对这些不同年龄组的人群在不同的场所（家庭、学校、工作场所、社区）中实施连续性预防服务措施，就可以有效地避免那些健康危险因素的影响，充分发挥人的生命潜能，保护劳动力，延长生命期限和提升生活质量；并且能保证人生的不同阶段既能有效地获得针对性的卫生服务，也不造成不必要的重复或遗漏，高效率和高效益地达到促进全人类健康的目的。

二、三级预防

三级预防，即三级预防策略（prevention strategies at three levels），是根据健康决定因素、健康-疾病连续带、疾病自然史、全程生命健康观，结合医疗卫生工作实际，贯彻预防为主方针，达到防治疾病、促进健康目的，把预防策略及措施相对分为三个等级。

1.第一级预防（primary prevention）又称病因预防或根本性预防。它是针对病因，结合全球性预防战略和国家性预防策略，建立和健全社会、经济、文化等方面的机制。如以国家法令或规程的形式，颁发一系列法规或条例，预防有害健康的因素进入国民的生活环境；同时，把个体预防和社会性预防相结合，把全人群的普遍预防和高危人群的重点预防相结合。

2.第二级预防（secondary prevention）亦称临床前期预防，是在疾病出现临床症状或体征之前所开展的早期发现、早期诊断和早期治疗的"三早"预防工作。对于传染病，要做好"五早"（三早加疫情早报告及病人早隔离）工作。

3.第三级预防（tertiary prevention）即临床预防，是在疾病发生后对患者实施及时治疗、促进康复、防止恶化、预防并发症和伤残的工作。包括对症治疗和康复治疗。通过对症治疗和医学监护，减少疾病的不良作用，预防并发症和伤残；对于丧失劳动力或残疾者则通过康复治疗，促进其身心康复和延长健康寿命，以达到"病而不残，残而不废"的目的。

理论上，三级预防是一个密不可分的整体；实际上，对不同类型的疾病，三级预防策略可做适当调整。对于多数疾病，无论其病因是否明确，都应强调第一级预防，如对职业因素所致疾病、医源性疾病，较易见效。有些疾病的病因是多因素的，则要按其特点，通过筛检、早诊断和早治疗较易改善预后，如心脑血管疾病、代谢性疾病，除针对其危险因素致力第一级预防外，还应兼顾第二级和第三级预防。对那些病因不明，又难以察觉的疾病，只有实行第三级预防这一途径。有些危险因素的控制既可以是第一级预防，也可是第二级或第三级预防，如高血压的控制本身来讲，是第三级预防，但对脑卒中和冠心病来讲是第一级预防。

三、中医三级预防理念

中医理论强调整体观念，认为人体是一个有机整体，形神统一；奉行阴阳、五行、相生相克等辩证观，认为人与日月相应、与天地相参、天人合一，人的健康或疾病变化与外界环境自然消长规律密切相关；倡导"治未病"，以预防为主的思想及中医三级预防理念，开创了临床预防实践之先河。

1.未病先防

是通过各种内养外防的综合调摄措施，补养体内的精气，保持正气，慎避虚邪侵害，从而起到防患于未然的作用。如《素问遗篇·刺法论》："正气存内，邪不可干。"《素问·上古天真论》："恬淡虚无，真气从之，精神内守，病安从来。"可见，中医和西医都高度一致地重视预防为主的理念。

2.既病防变

是在疾病发生的初期，及时采取各种措施，预防病情的蔓延和恶化。如《金匮要略·脏腑经络先后病脉证并治》："夫治未病者，见肝之病，知肝传脾，当先实脾，四季脾旺不受邪，即勿补之。"第二级预防工作中，既有药物、针灸等治疗手段，亦包括饮食宜忌、慎避风寒等诸多调养法则。

3.病后防复

指疾病初愈至完全恢复正常健康状态这段时间的预防措施。如《素问·热病论》："热病少愈，食肉则复，多食则遗，此其禁也。"生活起居应有规律，注意生活调摄，避免劳力及劳心过度，慎戒房劳、喜怒过度以及悲忧太甚等过度的情绪刺激，避免疾病复发、新病侵袭和促进疾病向健康转归。

四、五层次预防

人类社会由个人、家庭、社区、国家和国际组成，将预防工作系统全面深入分为五个层面亦称为五层次预防。

1.个人预防

即第一层次预防，个人预防是一切预防的基础，可采用定期体格检查和筛查、计划免疫和药物预防、倡导健康的行为和生活方式来预防疾病、促进健康。

2.家庭预防

即第二层次预防，家庭是社会的最小细胞，家庭每位成员的心理、行为和生活方式在很大程度上受到家庭类型、结构、功能和关系等方面的影响，有些预防措施只有在家庭范围内才能得到落实，如平衡膳食和食盐摄入量的控制。有些预防措施在家庭成员的支持下更容易实现，如戒烟限酒。

3.社区预防

即第三层次预防，是在社区范围内为保护居民健康而采取的综合措施。社区预防的基本原则：疾病预防、降低危害健康因素、健康教育与健康促进、免疫预防与药物预防、筛检等。

4.国家预防

即第四层次预防，各国依据自己国情制定卫生法规、卫生监督条例，促进全民健康水平不断提高。

5.国际预防

即第五层次预防，当今世界是"地球村"，国与国之间的各种交流与人员往来特别频繁，疾病的全球预防就显得非常重要。世界卫生组织在疾病国际预防方面发挥指导和组织协调的作用，各国政府需有效合作处理公共卫生问题，共同努力促进人类的健康。

第四节　预防医学的发展

一、预防医学发展简史

1.古代预防思想

《易经》中有"君子以思患而豫（预）防之"，这是人类预防思想的最早记载（公元前 8 世纪至公元前 7 世纪）。《内经》首篇《上古天真论》阐发了养生防病措施；《素问·四气调神大论》进一步指出："圣人不治已病治未病，不治已乱治未乱……夫病已成而后药之，乱已成而后治之，譬犹渴而穿井，斗而铸锥，不亦晚乎。"《千金要方》中有"上医治未病之病，中医治欲病之病，下医治已病之病"的记载，这是古代预防策略和措施的体现。

希波克拉底（Hippocrates，约公元前 460～370 年）的《气候水土论》首次阐述环境因素与疾病的关系，并强调：知道什么样的人患病，比知道这个人患的什么病更重要。盖伦（C.Galen，约29～199年）继承并发展了四体液说，提出精气说。埃德温·卡德维克（Edwin Chadwick，1800～1890年）于1842年发表《关于英国工人阶级的卫生状况报告》，促使英国政府制定《公共卫生法》。维勒梅（L.R.Villerme）于1828年指出：法国人口死亡率的研究证明了疾病与贫困有着明显的联系，为现代预防医学的形成奠定了基础。

2.近代预防医学发展简史

19世纪下半叶的第一、二次技术革命在促进西方资本主义工业迅速发展的同时，产生了都市人口急剧增加带来的劳动和生活环境改变等一系列问题，除传染病威胁居民的健康外，还出现了理化因素所造成的职业危害，迫使一些先进的工业化国家在城市规划、新建和改建工厂时，不得不考虑供排水、住宅卫生、工厂卫生等环境卫生和卫生立法问题。但当时仍多局限于以个体为对象进行疾病的治疗和预防，主要采取隔离传染病人、建立检疫所、船舶检疫、烧毁污物、管制交通等措施，由此卫生学（hygiene）学科应运而生。

自19世纪末到20世纪初，人类在战胜天花、霍乱、鼠疫等烈性传染病的经验中，逐渐认识到仅以个体进行疾病预防，其效率不高，必须以群体为对象进行预防，人类开始以个人卫生为主的状态进入了群体医学的时代，称为第一次卫生革命。

20世纪40～50年代，北美开始强调包括个人、家庭和社会等方面的预防措施，将个人摄生防病扩大到社会性预防措施。但是，由于人类的疾病谱和死因谱发生了明显变化，对于不良的行为、生活方式和社会环境因素所致的疾病，单纯采用传统的生物医学手段难以解决问题，从而进入社会预防阶段，称为第二次卫生革命。

20世纪70年代，为了使所有人都尽可能地达到更高的健康水平，医学强调采用卫生政策、社会经济、人口、卫生保健服务和环境保护等整体社会预防体系对疾病进行区域性、国家性以致全球性整体预防，其组织措施强调多层次、全方位，包括自我健康、家庭卫生保健、社区卫生保健、区域性卫生规划、国家卫生保健战略与宏观卫生调控、全球卫生保健战略规划行动等，使预防医学进入以全人类为对象进行预防的时代，亦称第三次卫生革命。

二、我国卫生工作方针和主要卫生工作成就

1.我国卫生工作的基本方针

新中国成立初期，我国的卫生工作四大方针："面向工农兵，预防为主，团结中西医，卫生工作与群众运动相结合。"1991年我国在《国民经济和社会发展十年规划和"八五"计划》中对卫生工作方针进行了如下调整："预防为主，中西医并重，依靠科技与教育，动员全社会参与，为人民健康服务，同时把医疗卫生工作的重点放在农村。"1996年12月通过了《中共中央国务院关于卫生改革与发展的决定》，指出了新时期卫生工作方针是"以农村为重点，预防为主，中西医并重，依靠科技与教育，动员全社会参与，为人民健康服务，为社会主义现代化建设服务"。

2.我国卫生工作的主要成就

改革开放三十多年来，我国医药卫生事业发展的成就主要有以下五个方面：

（1）有效控制了危害广大人民群众健康的重大传染病

我国一贯坚持和贯彻预防为主的卫生工作方针，特别是2003年"非典"之后，进行了新中国成立以来规模最大的公共卫生体系建设，基本建成了覆盖城乡、功能比较完善的疾病预防控制体系、应急医疗救治体系和卫生监督体系。同时，我国对艾滋病、结核病、血吸虫病等重大传染病患者实行免费药物治疗；对儿童普遍实行免疫规划，免费疫苗接种预防的传染病已达到15种。

（2）建立了基本覆盖城乡居民的医疗保障制度框架

城镇职工基本医疗保险、城镇居民基本医疗保险和新型农村合作医疗是三项具有社会保险性质的基本医疗保障制度，已经覆盖2亿多城镇职工、1亿多城镇居民和8亿多农村居民。同时，我国不断健全城乡医疗救助制度，积极发展补充医疗保险和商业医疗保险，满足不同人群的多样化健康需求。

（3）建立了较完善的医疗卫生服务体系

1978～2015 年，我国医疗卫生机构总数由 17.0 万个增加到 99.0 万个，病床数由 204 万张增加到 660.1 万张，卫生人员由 310 万人增加到 1023.4 万人；此外，有村卫生室 64.6 万个，乡村医生和卫生员 109.2 万人。同时不断加强医疗机构管理，促使医疗服务质量和技术水平显著提高。中医药在重大疾病控制和疑难杂症救治等方面发挥了重要作用，已成为我国卫生服务体系中不可缺少的重要力量。近年来，我国不断加强农村三级卫生服务网络建设。逐步建立城市医院与社区卫生服务机构分工协作的新型城市服务体系。

（4）不断完善医药生产与卫生监管体系

1998～2015 年，我国医药工业总产值年均增长 20%，药品品种、数量和质量已基本满足国内需求。2014 年，全国公共场所卫生被监督单位 145.4 万个，生活饮用水卫生（供水）被监督单位 6.4 万个，合格率均在 95%以上；建立了农村药品监督网和药品供应网，使农民用药更加安全、方便、便宜。药物不良反应监测体系和制度逐步完善。

（5）居民健康水平不断提高

人均期望寿命由 1978 年的 68.2 岁增加到 2015 年的 75.34 岁，孕产妇死亡率由 1991 年的 80/10 万降低到 2015 年的 21.1/10 万，婴幼儿死亡率由 1991 年的 50.2%降低到 2015 年的 8.1%。这些健康指标已处于发展中国家的前列，有些地区已达到中等发达国家的水平。

三、我国卫生工作面临的挑战

随着社会经济的发展，城镇化、老龄化、工业化、全球化快速发展，我国面临多重健康问题挑战。目前，我国人群的主要健康问题包括：传染性疾病、慢性非传染性疾病、生活环境与健康问题、地方病与职业病、食源性疾病与食品安全、精神卫生和心理健康问题、伤害、老年健康问题、妇幼儿童健康问题、农村卫生发展问题、医药卫生体制机制等。

1.传染性疾病仍然严重

近几年，由于自然和社会环境的变化，人们生活方式的改变等原因，传染病总体发病水平呈上升趋势，表现为：

（1）新的传染病不断出现

近三十年来，经济贸易全球化，旅游业飞速发展，国际交流日益频繁，加快了新传染病的传播。全球新发传染病有 40 余种，其中，大部分在我国均有病例发生或流行，如艾滋病、O 139 霍乱、O 157：H7 大肠杆菌肠炎、传染性非典型肺炎（SARS）、H 5N 1 和 H 7N 9 禽流感等。此外，我国还存在其他新发传染病传入的可能，包括埃博拉、西尼罗、尼帕病毒等。

（2）某些传染病死灰复燃

新时期，由于社会发展较快，人口流动加剧，卫生保健服务工作未能及时跟上等原因，部分曾被控制的传染病呈现流行扩散趋势，如肺结核、性病、血吸虫病、布鲁氏菌病等。2015 年全国报告肺结核患者 86 万例，在所有甲乙类传染病中仅次于病毒性肝炎居第二位。20 世纪 60 年代，我国基本消灭了性病，但 20 世纪末，性病在我国的发病率又呈上升趋势。

（3）常见多发传染病依然严峻

计划免疫的普及极大地控制或消除了常见传染病的危害，但我国地域辽阔，人口众多，各地经济、社会发展不平衡，卫生服务水平与条件不均等原因，致使有些常见多发传染病问题仍然很突出，常见的传染病如乙肝、丙肝、甲肝、戊肝、HIV、流感、麻疹、水痘、手足口病、流行性腮腺炎等在部分地区的流行形势还相当严重。

2.慢性非传染性疾病危害加剧

随着人们生活方式的变化，老年化社会的加剧，慢性非传染性疾病已成为影响我国人民健康并造成死亡的首要原因。恶性肿瘤、脑血管病、心脏病、糖尿病、呼吸系统疾病等主要慢性病患者约 2 亿人，死亡人数占全国居民因病死亡人数的 80% 以上。另外，慢性非传染性疾病的发病率在不断上升，发病趋势越来越年轻化。

3.生活环境与健康问题突出

我国经过 30 多年经济快速持续增长，目前已经进入城镇化中期和工业化中后期，走完了发达国家一百多年走过的历程。压缩型的快速工业化进程，导致资源和能源过度消耗，使生态环境的承载能力已经接近并即将超过临界线，生态破坏、环境污染特别严重，直接或间接威胁着人民群众的健康。例如，水土流失面积占国土面积 37%，沙化土地占 18%，90%的草原不同程度退化，受污染的耕地高达上千万公顷。城市空气质量普遍超标，区域型灰霾、重污染天气频发；水污染问题严重。另外，受全球人口剧增、环境污染、气候变暖、酸雨危害、臭氧层破坏等影响，我国异常天气与地质灾难频发，危害人群生存与健康。

4.地方病与职业病世界之最

我国是世界上地方病病种最多、分布最广、危害严重的国家，受威胁人口多达 4.2 亿多。地方病主要发生于广大农村、山区、牧区等偏僻地区，主要有碘缺乏病、高碘水源性甲状腺肿、地方性氟中毒、地方性砷中毒、大骨节病和克山病等。职业环境方面：职业病危害因素分布广泛，从传统工业到新兴产业以及第三产业，都存在一定的职业病危害，接触职业病危害因素人群数以亿计，职业病防治涉及三十多个行业，法定职业病名单达 115 种。接触职业危害人数、职业病患者累计数量、死亡数量及新发病人数量，都居世界首位。尘肺、职业性中毒等仍然是我国人群健康特别是劳动者健康的严重公共卫生问题。

5.食品营养与食品安全面临严峻的考验

营养过剩与营养不良并存，食源性疾病屡屡发生，食品安全亟待加强与改善。自 2005～2014 年，陆续发生孔雀石绿、苏丹红鸭蛋、三聚氰胺奶粉、地沟油、瘦肉精、毒生姜、镉大米、过期肉等食品安全大事件，食品供应链各个主要环节均不同程度地发生了安全事件，其中 60.16%的事件在食品生产与加工环节，75.50%的事件则由人为因素所导致，不规范使用添加剂引发的事件最多，占 31.24%，其他，如人为造假或欺诈、使用过期原料或出售过期产品、无证或无照的生产经营、非法添加违禁物等。食品生产与加工企业"小、散、低"为主的格局并没有发生根本性改观。同时由于诚信和道德的缺失，且经济处罚与法律制裁不到位，在"破窗效应"下，必然诱发人源性的食品安全事件。

6.精神卫生和心理健康不容乐观

随着我国国民经济的发展，经济体制改革日益深入，社会竞争不断加剧，劳动力的重新组合，人口和家庭结构的变化，原有社会支持网络的削弱，导致了各种心理应激因素急剧增加，精神卫生问题日益突出。儿童的行为问题、大中学生的心理卫生问题、老年人精神障碍、酒精与麻醉药品滥用以及自杀等问题逐年增加，精神疾病已经成为全球性重大公共卫生问题，开展相关研究工作已迫在眉睫。

7.伤害发生率不断上升

伤害是指由运动、热量、化学、电或放射线的能量交换超过机体组织的耐受水平而造成的组织损伤和由于窒息而引起的缺氧，以及由此引起的心理损伤等。伤害是导致发达国家和多数发展中国家儿童死亡的第一位死因，是世界范围内令人高度关注的公共卫生问题之一。按伤害发生意图，可将伤害分为非故意伤害和故意伤害。前者主要包括交通事故、溺水、中毒、药物反应、砸伤、穿刺伤、跌倒、爆裂伤、机械性窒息等，后者包括自杀、他伤和暴力等。伤害可造成大量的残疾和早死，消耗很多的医疗费用和资源，给个人、家庭和社会带来巨大的痛苦与负担。近年来，我国伤害主要包括交通事故、溺水、中毒、火灾、烧伤、意外坠落、自杀、他伤等。

8.老年健康问题日趋严重

我国的人口老龄化不仅非常迅速，而且严重缺乏应对的准备，具有"未富先老"和"未备先老"的双重特征。目前，中国已经进入人口老龄化快速发展期，老年人口数量以每年3.2%的速度增加，预计到2050年，我国老龄人口将达到4亿，占总人口的23.3%。从不同的角度看，人口老龄化会带来不同的难题。例如，从经济保障角度看，人口老龄化会带来养老负担和财政压力；从医疗护理看，人口老龄化会带来疾病负担和医疗压力；从空巢独居角度看，人口老龄化会带来心理问题和人道拷问。总的来说，人口老龄化的诸多负面影响归根结底是与老年人的健康状况分不开的。预防老年性疾病，促进老年人的健康，提高其生活质量已成为公共卫生领域乃至家庭、社会和政府面临的重大挑战。

9.妇幼儿童健康备受关注

妇女儿童是一个国家卫生保健的重点，其健康水平代表着人口的总体健康状况。中国历来重视和关心妇女儿童健康问题，中国历史上形成的高生育率、高死亡率的传统生育模式已经改变，实现了低生育率和低死亡率的良性循环。不过，由于地区间发展不平衡，一些疾病仍然严重影响着妇幼儿童健康，孕产妇死亡率、新生儿死亡率，农村高于城市，经济欠发达地区高于发达地区。流动人口中妇女儿童卫生保健问题尤为突出。出生缺陷影响了国民素质的不断提高。包括婚检、孕妇的产前检查、叶酸的发放、高危孕产妇的监控、生殖健康的宣传、分娩的一系列检查和产后访视的妇女保健与包括新生儿的产后访视、体检、疫苗接种、体弱儿的监控、新筛（新生儿筛查）等的儿童保健离"人人全面享有"相差较远。"二胎放开"政策出台后，关注妇幼儿童健康需要更加全面有序有效地开展。

10.农村卫生发展仍然滞后

艾滋病、结核病、病毒性肝炎、血吸虫病和地方病患者，大部分在农村。农村公共卫生面临传染病、慢性病和意外伤害并存的局面。农村卫生机构服务能力、基础条件差及人员素质有待改善。特别是农村公共卫生体系不健全，缺乏经费保障，预防保健工作存在隐患。

11.医药卫生体制机制有待健全和完善

我国"看病难、看病贵"问题突出。卫生资源分布不均衡，过度集中在大城市和大医院，社区卫生资源不足、人才短缺、服务能力不强。各级公立医疗机构运行机制不合理，公益性质淡化。药品市场秩序混乱，价格过高。我国医疗保险体系有待健全和完善。

12.健康管理普及率与效率均不高

健康管理是指一种对个人或人群的健康危险因素进行检测、分析、评估和干预的全面管理的过程。健康管理是以控制健康危险因素为核心、体现第一、二、三级预防并举，健康管理的实施环节为健康监测、健康评估、健康干预，整个服务过程为环形运转循环，通过这三个环节不断循环运行，以减少或降低危险因素的个数和级别，保持低风险水平。目前我国健康管理工作中的居民健康档案工程普遍展开，但为居民提供健康教育、健康评估、健康促进、健康追踪、健康督导和导医陪诊等专业化健康管理服务严重不足，公众的认知度还不高，健康管理的一些理念尚未被公众所接受。"知、信、行"程度不高，许多患者死于对疾病的"无知"，或"知"而"不信"，或"信"而"不行"。比如，吸烟有害健康，法律规定公共场所禁止吸烟，可是吸烟者能戒掉的很少，烟民队伍还在不断壮大；WHO 认为每年约有 200 万人因久坐而早逝，人们体力活动只有一百年前的 3%，体力退化，免疫力减弱。网络时代，我国青少年花费大量的碎片化时间用于网上浏览，缺乏运动，体质明显下降，健康问题堪忧。

我国仍然同时面临着世界公共卫生问题和自身卫生工作的双重挑战，因此，卫生工作的服务理念、服务模式、服务范围也必须作出相应调整和改变，主要从以下几个方面出发：①必须从维护居民健康和促进经济社会发展的大局出发，增强卫生发展的整体性和协调性；②必须从经济社会发展水平和人民群众承受能力出发，夯实公共卫生和基本医疗服务基础；③必须从偏重治疗向健康促进转变，从注重个体服务对象向家庭和社会群体转变，服务内容由专科向更加注重全科转变，建立起涵盖每个人整个生命周期的连续性服务模式；④必须健全有利于发挥中医药作用的体制机制，坚持中西医并重，更加注重发挥中医药"简、便、验、廉"的特点，注重"治未病"的保健养生理念，强调大医精诚、以人为本的人文精神，使中医药为提高人民群众健康素质发挥更大作用；⑤必须把培育高素质卫生人才放在优先位置，改革人才培养和使用的体制机制，造就一代又一代技术高超、医德高尚，能适应未来医学模式转变和人民群众健康需求的专业技术人才。

四、预防医学的发展趋向

1.预防为主已成为现代医学发展的方向

①预防是解决健康问题的根本性对策。预防医学正是通过探明导致疾病的根源，从源头上采取有效的干预措施，消除和控制危险因素，从而防止疾病发生。②预防是实现医学目的优先考虑的要素。现代医学目的旨在：预防疾病和促进健康，解除疼痛和疾苦，治疗疾病和照料不能治愈者，预防早死和追求安详死亡。在整个医学乃至国民经济发展中，预防医学必然处于优先地位。③预防为主是最有效、最经济的卫生措施。从卫生经济学角度衡量，预防是卫生工作少投入、高产出、低费用、高效益的关键措施，要实现全球卫生战略目标和"健康中国 2020 战略目标"，都必须坚持以预防为主。④预防为主始终是我国卫生工作方针的重要内容。

2.预防医学发展的途径及特点

①学科发展上表现为分化与综合相结合，以各学科（包括非医学学科）的交叉融合为主导方向，特别是预防医学与临床医学、基础医学相结合；②研究方法上表现为宏观与微观的有机结合，即传统的现场研究与实验室研究（如基因组学、分子遗传学技术等）相结合；③病因预防上表现为在注重躯体性疾病预防的同时，与注重心理、精神、行为因素性疾病预防相结合；④基层服务模式上表现为预防与保健相结合，推行预防保健、医疗康复、健康教育和计划生育为一体的社区卫生服务；⑤职责范围上表现为医学预防和社会预防相结合，并逐渐趋向社会预防为主，以适应医学模式的转变。

五、学习预防医学的意义

1988 年世界医学教育会议发布的《爱丁堡宣言》明确提出："医学教育的目的是培养促进全体人民健康的医生。"此后，WHO 提出了"五星级医生"（five-star doctor）要求作为全球性策略：①卫生保健提供者，能根据病人预防、医疗、保健及康复的总体需要提供卫生服务；②医疗决策者，能从伦理、费用与病情等方面综合考虑并合理选择各种诊疗新技术；③健康教育者，能承担健康教育的任务，有效地促进个体和群体的健康；④社区卫生领导者，能根据个人、社区和社会对卫生保健的需求做出适宜反应及参与卫生决策；⑤服务管理者，能协同卫生部门及其他社会机构开展卫生服务管理。

现代预防医学是循证的公共卫生学，以卫生（医学）统计、流行病学为基础，遵循"双轨"原则不断发展，"双轨"指技术科学与社会管理科学作为两驾马车推动新公共卫生学前进。技术科学指迎接生物科学世纪，引进分子生物学、基因组学先进科技方法寻找更多证据防治疾病，在大数据时代实现"精湛医疗"和"精准预防"。社会管理科学指引入先进的公共管理原理，包括社会学、法学、管理学、伦理学、经济学、政策学等，使医疗卫生服务者熟练掌握四种类型的干预健康手段，即：卫生服务、教育（含健康促进）、社会（含社区）和卫生法规手段。

通过学习预防医学应使医学生具备以下能力：树立预防为主的观念，领会预防医学的思维方法，运用预防医学的基本理论和技能，开展临床预防服务工作；在实际工作中能敏锐地察觉和报告公共卫生问题，能提供个体化的健康维护计划，并能协同公共卫生人员促进社区人群健康；完整地理解现代医学的目标，培养良好的医德，为患者提供最佳的服务。另外，预防医学的方法学（统计学、流行病学、循证医学等），对医学科研设计、资料分析、病因探索、疗效评价、临床决策有重要作用，拥有其知识与能力，必将提升临床服务水平。

面对卫生工作的新挑战，预防疾病、促进健康的事业不仅是预防工作者的职责，还需要全社会的共同努力。WHO 认为，医师是"改变人类行为的工程师"，新公共卫生要对应于生活方式时代（大多数现代疾病是由不良生活方式所致）的需求，把行为预防（含心理学）放在首位，中医师认识到第三级预防是预防医学的精髓，并将其落实到自己的医学服务实践中，做到预防为主、防治结合、中西医并举，就能成为一名既能诊治病人，又能开展个体化的临床预防服务和群体的社区预防服务的"促进全体人民健康"的五星级医生。

第五章 传染病的预防与控制

传染病是病原体寄生于机体的表现形式，而感染性疾病泛指由病原性生物引起的人类疾病，其范围比传染病更宽。传染病的传染过程是在个体中发生的。传染病的发生受到病原体的种类及其致病性、病原体入侵宿主的门户及定位、病原体的变异等方面的影响。传染病在人群中流行必须具备传染源、传播途径和易感者三个基本环节，受自然因素和社会因素的影响。疫源地是构成流行过程的基本单位。

第一节 国内外传染病形势

一、人类传染病的历史回顾

20 世纪 40 年代以前，鼠疫、天花和霍乱等烈性传染病，以及伤寒与副伤寒、血吸虫病、疟疾、性病等常见传染病肆虐全球，使死于传染病的人不计其数。传染病曾一度成为威胁人类健康的"第一杀手"。

一个多世纪以来，尤其 20 世纪 40 年代抗生素开始使用，以及人类生产和生活条件不断改善，医学科学技术不断发展，许多危害人类健康的急性和慢性传染病得到了有效的预防与控制，大多数常见的传染病、寄生虫病的发病率和死亡率在世界各国均有不同程度的下降。人类的疾病谱发生了很大的变化，传染病已不再是威胁人类健康的首要疾病。

二、我国传染病防控的主要成就

党和政府在各个时期提出的卫生工作方针都是注重"预防为主"，经过长期艰苦的努力，一些危害严重的传染病、寄生虫病得到了明显控制，有力地保障了人民群众的健康。自全面推行计划免疫工作以来，麻疹、白喉、百日咳、破伤风等疾病得到有效控制，已不再是威胁儿童健康的重要传染病。传染病的死因位次已落后于心脑血管疾病和恶性肿瘤等非传染性疾病，这足以说明传染病已不是我国最严重的公共卫生问题。

三、传染病的流行现状

虽然曾经危害人类健康的各类传染病的发病率在全球范围内有明显下降，但有些传染病在局部地区乃至全世界仍然是重要的公共卫生问题。一些早期已得到控制的传染病死灰复燃，如结核病、白喉、登革热、疟疾等；数十种新的、危害更大的传染病被陆续发现。传染病再度引起全世界的关注，无论是在发达国家还是发展中国家，传染病的预防与控制仍然是一项任重而道远的工作。

四、新发现的传染病

目前新出现的传染病大体包括三类：①在早为人知的疾病中发现了新的病原体，如在消化性溃疡病中发现了幽门螺旋杆菌；②人间可能早已存在，但在近二三十年才被发现和认识的传染病，如莱姆病、戊型和庚型肝炎等；③既往可能不存在，是人类新发现的传染病，如艾滋病等。

第二节　传染病传染的过程

传染病在个体中发生的传染过程是指病原体进入机体后，病原体与机体相互作用、相互斗争的过程。

一、病原体

病原体是指能够使宿主致病的各种生物体，包括细菌、病毒、立克次氏体、支原体、衣原体、螺旋体、真菌和寄生虫等。不同种类的病原体其病原学特征各异，所引起的传染过程的表现也有差异。病原体侵入人体后，能否引起疾病，取决于病原体的入侵门户与定位、病原体的数量、致病力，以及宿主的免疫状况等因素。

（一）病原体的入侵门户与定位

病原体的入侵门户是指病原体侵入人体的特定途径，即进入机体并能生活、初步繁殖的地点。病原体在人体内生长繁殖的一定部位即为定位，如伤寒杆菌定位于肠道淋巴组织内。能排出大量病原体的定位称为特异性定位。

（二）病原体的几个特性

1.传染力

传染力是指病原体引起易感宿主发生感染的能力。不同的病原体有不同的传染力，如麻疹的传染力非常强，而麻风相对较弱。传染力的大小可用续发率的高低和最小感染量的多少来表示。

2.致病力

致病力是指病原体侵入宿主后引起临床疾病的能力。致病力可用所有病例数与所有感染数的比值来表示。一般认为，致病力的大小与病原体在体内繁殖的快慢、组织损伤的程度的大小，以及病原体能否产生特异性毒素有关。

3.毒力

毒力是指病原体感染机体后引起严重病变的能力。毒力强调的是疾病的严重程度，可用严重病例数或死亡数与所有病例数的比值来表示。病死率是测量毒力的一种指标。

（三）病原体的数量

引起易感机体感染所需的最小剂量称为病原体的感染量。病原体入侵数量大、潜伏期较短，表示病情较严重；而病原体入侵数量小，潜伏期较长，则表示病情较轻。

二、感染谱

病原体与人体之间的传染过程的不同表现形式包括未发生感染、隐性感染、轻型疾病、中型疾病、重型疾病和病死六种形式。宿主机体对病原体传染过程反应的轻重程度的频率称为感染谱或感染梯度。不同的传染病有不同的感染谱，大体可概括为以下三大类：

（1）以隐性感染为主，是最常见的表现形式。隐性感染占的比例较大，而显性感染只占全部感染者的一小部分，好比海上冰山露出海面的尖顶部分，而大多数隐性感染者犹如隐于海面下庞大的山体，这种感染状态被流行病学家称为"冰山"现象。隐性感染者常因缺乏临床症状，不易被发现，加上隐性感染者又向外排出病原体，有传染性，所以防治隐性感染在流行病学上具有重要意义。

（2）以显性感染为主。大多数感染者在感染后出现明显的临床症状和体征，仅极少数患者有严重症状或死亡。

（3）大部分感染者以死亡为结局。病原体入侵机体后，大多数感染者出现严重的临床症状和体征，最终导致死亡。

第三节　传染病流行的途径

一、传染病流行的基本环节

传染病在人群中发生的流行过程是病原体从受感染者（传染源）排出，经过一定的传播途径侵入易感者体内而形成新的感染，并不断发生和发展。传染病在人群中的发生与流行，必须具备传染源、传播途径及易感人群三个基本环节。

（一）传染源

传染源是指体内有病原体生长、繁殖并且能排出病原体的人和动物，包括患传染病的患者、病原携带者和受感染的动物。

1.人作为传染源

（1）患者作为传染源。因患者体内通常存在大量病原体，又具有促进病原体排出的临床症状（如咳嗽、腹泻等），因此患者是重要的传染源。患者所经历的患病过程可分为潜伏期、临床症状期和恢复期。患者作为传染源的意义取决于其发病类型、所处病程阶段、病原体排放数量及患者活动范围等。

1）潜伏期

自病原体侵入机体到最早临床症状开始出现的这一段时间称为潜伏期。各种传染病的潜伏期不尽相同，但每种传染病的最短、最长和平均潜伏期相对恒定。有些传染病在潜伏期有传染性，而一些传染病的潜伏期传染性很小，甚至没有传染性。

潜伏期的流行病学意义及应用：①潜伏期的长短可影响疾病的流行过程。一般来说，潜伏期短的疾病流行趋势往往十分迅猛，如流行性感冒，很快即达高峰。②根据潜伏期的长短，确定接触者的留验、检疫或医学观察的期限。一般传染病按平均潜伏期增加 $1\sim2$ d，危害严重传染病按最长潜伏期予以留验。③根据潜伏期的长短，确定免疫接种时间。④根据潜伏期的长短，确定受感染的时间，查找传染源和传播途径。从发病的高峰时间往前推一个该病平均潜伏期，可能为受感染的时间，即可进一步追查传染源及传播途径。⑤根据潜伏期评价某项预防措施的实施效果。

2）临床症状期

出现某种疾病特异性症状和体征的时期称为临床症状期，这是传染性最强的时期。原因是：①处于临床症状期的患者体内病原体数量多；②患者的临床症状有利于病原体的排出和传播。

3）恢复期

一般来说，恢复期其传染性逐步消失，但有些疾病患者在恢复期排出病原体，甚至有些患者如慢性伤寒带菌者可以终生排出病原体。

（2）病原携带者作为传染源。病原携带者是指没有任何临床症状，但能排出病原体的人。带菌者、带毒者和带虫者统称为病原携带者。

病原携带者可分为三类：①潜伏期病原携带者，指在潜伏期末即可排出病原体。②病后病原携带者，指临床症状消失后可继续排出病原体。病原携带时间在 3 个月内者，称为暂时性病原携带者；病原携带时间超过 3 个月者，称为慢性病原携带者。③健康病原携带者，指整个感染过程中无明显临床症状与体征，但有排出病原体。

病原携带者作为传染源的意义，取决于排出病原体数量的多少、持续时间的长短，以及个人职业、社会活动范围、个人卫生习惯及防疫措施等。因此，我国法律法规要求饮食、供水、旅游业、托幼服务机构等某些特殊行业中的服务人员必须定期进行健康检查；若有带菌者，一般要调离其岗位。

2.动物作为传染源

某些感染动物的病原体对人也有感染性，因此受感染的动物也可成为人类某些传染病的传染源。有些疾病是在动物和人之间传播的，并由共同的病原体引起，称为人畜共患疾病。此类疾病随着人们生产活动范围的扩大、生活方式的变化、与动物的接触日益密切而不断增加。

（二）传播途径

传播途径是指病原体自传染源体内排出，到侵入新的个体之前，在外界环境中所经历的全部过程。

1.经空气传播

其传播方式包括经飞沫、飞沫核和尘埃传播。

（1）经飞沫传播。当传染源呼气、嚎哭、咳嗽、打喷嚏时，大量含有病原体的飞沫随气流经传染源的口鼻排出体外。由于体积大的飞沫迅速落到地面，而体积较小的飞沫（直径 15~100 μm）在空气中悬浮的时间不超过 3 s，因此飞沫传播的对象主要是传染源周围的密切接触者。飞沫传播易发生在拥挤、闭塞而不通风的公共场地，如公交车、候车室等。流行性脑脊髓膜炎、流行性感冒等均可经此方式传播。

（2）经飞沫核传播。飞沫核是飞沫表层水分蒸发后干燥形成的蛋白质外壳，壳内含有病原体，以气溶胶的形式飘至远处造成传播。如耐干燥的结核分枝杆菌可经此方式传播。

（3）经尘埃传播。含有病原体的分泌物或较大的飞沫落在地面，干燥后形成尘埃，易感者吸入后即可被感染。如炭疽及结核病的传播等。经空气传播的传染病的流行特征主要有：①传播容易实现且范围较广，发病率高；②传播途径易实现；③在未免疫预防人群中常出现发病率呈周期性升高；④少年儿童多见；⑤具有冬春季节性升高现象；⑥与居民居住条件及人口密度有关。

2.经水传播

经水传播包括经污染的饮用水和疫水传播。

经饮用水传播的传染病的流行特征有：①病人分布与供水范围高度一致，或有饮用相同水源历史；②暴饮者多发；③除哺乳婴儿外，发病可无明显的年龄、性别及职业差异；④水源若经常被污染，病例则终年不断；⑤停用污染水源或净化水源后，传染病暴发与流行即可平息。

人们接触疫水（被病原体污染的水体）时，其病原体可经过皮肤黏膜侵入机体内。经疫水传播的疾病有血吸虫病、钩端螺旋体病等。经疫水传播的疾病的流行特征是：①患者有接触疫水的暴露史；②发病具有季节性和地方性及职业性的特点；③大量易感人群进入疫区接触疫水，可导致传染病暴发或流行；④加强疫水处理和个人防护，疫情即可被控制。

3.经食物传播

经食物传播的方式有经本身含有病原体的食物和在不同条件下被污染的食物传播。见于许多肠道传染病与寄生虫病，个别呼吸道传染病也可通过这种途径传播。经食物传播的传染病的流行特征是：①有食污染食物的暴露史，不食者不发病；②当食物被大量病原体污染而进食者较多时，可导致传染病暴发；③停止供应污染食物后，疫情即可控制。

4.经接触传播

包括直接接触和间接接触（日常生活接触）传播。直接接触传播是指传染源与易感者直接接触而不借助外界条件所造成的传播，如性病、狂犬病等；间接接触传播是易感者通过生活接触而被感染，又称日常生活接触传播，被污染的手在此传播中起很重要的作用。

经过间接接触传播的传染病的流行特征是：①病例一般呈散发，可形成家庭或同室成员聚集现象，少有流行发生；②个人卫生习惯及卫生条件差者，发病较多；③流行过程缓慢，无明显季节性特点；④加强管理，严格消毒，注意个人卫生，可减少发病。

5.经媒介节肢动物（虫媒）传播

包括机械传播和生物性（吸血）传播。

（1）机械性传播。机械性传播指传播媒介与病原体之间没有生物学依存关系，病原体在节肢动物的体表和体内均不能繁殖，仅机械性携带病原体实现传播，如苍蝇传播细菌性痢疾。

（2）生物性传播。传播媒介作为中间宿主供病原体生长发育和繁殖，病原体在节肢动物的肠腔和体腔内发育、繁殖，完成其生活周期中的某阶段后，再传染给易感者，这段时期称外潜伏期，如蚊虫传播疟疾、丝虫病等。

经生物性传播的传染病的流行特征是：①有一定的地区性分布特点；②有一定的季节性分布特点；③有明显的职业分布特点；④青壮年发病较多。

6.经土壤传播

病原体排出体外后存在土壤中，人通过生产、生活接触而被感染（有的病原体需经过一定时间发育才具感染性）。如蛔虫卵在土壤中发育成为感染性虫卵，才能传播。某些病菌形成芽孢病原体污染土壤后，可长期保持其传染性，甚至达数十年之久，如破伤风、炭疽等。

经土壤传播的疾病流行特征是：①与人与土壤接触的机会和频度有关；②发病与病原体在土壤中的存活力有关；③与个人卫生和防护有关。

7.医源性传播

其传播方式为医疗器械消毒不严或药品及生物制剂被污染而发生的传播。如输血、采供血造成的乙型肝炎、艾滋病传播。

8.垂直传播

病原体通过母体传给子代的途径称为垂直传播，又称母婴传播或围产期传播。主要包括：①胎盘传播：如风疹病毒、乙肝病毒等通过胎盘间隙造成的胎内感染；②上行传播：病原体（如单纯疱疹病毒、巨细胞病毒及葡萄球菌等）可从孕妇阴道经子宫颈口到达绒毛膜或子宫累及胎儿的胎内感染；③分娩时传播：胎儿还可在分娩时由于产妇的产道严重污染而受到感染。

（三）人群易感性

对某种传染病缺乏特异性免疫力的个体，称为该病的易感者。人群作为一个整体对某种传染病的容易感受的程度，称为人群易感性。人群易感性取决于该人群中易感个体所占的比例，当易感者在一个特定人群中的比例达到一定水平，而外界条件又适合该传染病传播时，就很容易发生该病的传播与流行。但当由于自然的或人工的因素，人群中对某病的免疫个体足够多时，阻断该病的传播流行，这种现象叫"免疫屏障"。

1.促使人群易感性升高的主要因素

（1）6个月以上未经预防接种的婴儿数增加。

（2）易感人口的迁入。

（3）免疫人口免疫力的自然消退。

（4）免疫人口的死亡。

（5）病原体发生变异。

2.促使人群易感性降低的主要因素

（1）计划免疫。

（2）传染病流行后。

（3）隐性感染。

3.人群易感性与疾病流行的关系

易感者大量减少能控制疾病的流行，甚至使流行终止；但不能认为易感者上升至某种水平就一定会发生疾病流行，因为疾病的发生还必须有传染源的存在。

二、疫源地及流行过程

（一）疫源地

1.概念

传染源及其排出的病原体向四周播散所能波及的范围称为疫源地，即可能发生新病例或新感染的范围。每个传染源都可以构成一个疫源地，但一个疫源地内可有一个以上的传染源。新的疫源地又成为下一个疫源地之源。一般将范围较小的或由单个传染源构成的疫源地称为疫点；将较大范围的疫源地或若干疫源地连成片时称为疫区。我国疫区的确定与解除，根据有关法律须由县级以上行政部门决定。

2.疫源地的范围

传染病疫源地的范围主要取决于三个因素。

（1）传染源的活动范围。传染源的活动范围大，疫源地范围也大。

（2）传播途径的特点。不同的传播途径与方式，疫源地所达的范围大小各异。如由水传播的伤寒所波及的范围较日常生活接触传播的广；又如飞沫传播的疾病一般局限于传染源活动的区域，而虫媒传染病的疫源地包括以虫媒活动范围为半径的整个圆的面积。

（3）周围人群的免疫状况。如果传染源的周围人群都是易感者，那么传染源向周围人群排出病原体所波及的范围就越大。

3.疫源地消灭的条件

疫源地的消灭必须具备以下三个条件。具备了这些条件以后，针对疫源地的各种防疫措施即可结束。

（1）传染源已被移走（住院、治愈或死亡）。

（2）通过各种措施消灭了传染源排至外环境的病原体。

（3）所有的易感接触者从可能受到传染的最后时刻算起，经过该病的最长潜伏期而无新病例或新感染者出现。

（二）流行过程

传染源、传播途径及易感人群三个基本环节，以及由它们有机联结、协同作用而形成的一系列新旧疫源地，就构成了传染病的流行过程。疫源地是构成传染病流行过程的基本单位，一旦疫源地被消灭，则传染病流行过程即告中断。

三、影响传染病的流行过程的因素

传染病的流行过程只有在一定的社会因素和自然因素的影响下才能发生和发展。

而这些因素又是通过作用于传染源、传播途径及易感人群来影响流行过程。社会因素和自然因素是由许多组成部分或因素综合而成的，因而对传染病的流行过程的影响错综复杂。

第四节　传染病的防控措施

一、卫生检疫（简称检疫）

有国境卫生检疫、国内卫生检疫和疫区检疫之分。

二、防疫措施

防疫措施是指疫情出现后采取的防止传染病扩散、尽快平息的措施，即针对传染源、传播途径和易感人群三个环节所采取的措施。目的是使传染源无传染性、切断传播途径和保护易感人群。

（一）对传染源的措施

包括对患者、病原携带者和动物传染源的措施。

1.对患者的措施

应做到早发现、早诊断、早报告、早隔离、早治疗。通过广泛开展卫生宣传活动，增长群众防病知识并提高其识别传染病的能力，建立和健全医疗保健网，提高医务人员业务水平和责任感。开展人群普查、定期进行健康检查，以及通过卫生检疫等形式都能在早期发现传染病患者。在传染病诊断中，流行病学资料往往有助于早期诊断，如患者接触史、既往病史和预防接种史等。此外，年龄、职业和季节性特征往往对早期诊断也有重要参考价值。

我国于 2013 年 6 月修订的《中华人民共和国传染病防治法》规定，法定报告的病种分甲类、乙类和丙类。

甲类传染病：鼠疫、霍乱。

乙类传染病：新型冠状病毒感染的肺炎、传染性非典型肺炎、艾滋病、病毒性肝炎、脊髓灰质炎、人感染高致病性禽流感、麻疹、流行性出血热、狂犬病、流行性乙型脑炎、登革热、炭疽、细菌性痢疾和阿米巴性痢疾、肺结核、伤寒和副伤寒、流行性脑脊髓膜炎、百日咳、白喉、新生儿破伤风、猩红热、布鲁氏菌病、淋病、梅毒、钩端螺旋体病、血吸虫病、疟疾。

丙类传染病：流行性感冒、流行性腮腺炎、风疹、急性出血性结膜炎、麻风病、流行性和地方性斑疹伤寒、黑热病、包虫病、丝虫病，以及除霍乱、细菌性和阿米巴性痢疾、伤寒和副伤寒外的感染性腹泻病。

国务院可以根据情况，适当增加或减少甲类传染病病种，并予以公布；国务院卫生行政部门可以根据情况，适当增加或减少乙类和丙类传染病病种，并予以公布。

已开通传染病网络直报系统的单位，在规定时间内使用该系统报告；未开通传染病网络直报系统的单位，按相关要求通过传真、电话等方式尽快进行疫情报告，同时送（寄）出传染病报告卡至辖区疾病预防控制机构。根据疫情，当怀疑有传染病暴发流行的可能时，应依据《突发公共卫生事件应急条例》向上级卫生行政部门报告。

发现甲类传染病和乙类传染病中的肺炭疽、传染性非典型肺炎、脊髓灰质炎、人感染高致病性禽流感的患者或疑似患者等按照甲类管理的传染病时，或发现其他传染病和不明原因疾病暴发时，应于 2 h 内将传染病报告卡通过网络直报系统报告；未实行网络直报的责任报告单位，应于 2 h 内以最快的通信方式向上级卫生行政部门报告，并于 2 h 内寄送出传染病报告卡。

对其他乙类、丙类传染病患者、疑似患者和规定报告的传染病病原携带者，在诊断后实行网络直报的责任报告单位应于 24 h 内进行网络报告；未实行网络直报的责任报告单位应于 24 h 内寄送出传染病报告卡。

做好传染病报告的订正工作，对漏报的传染病患者，应及时补报。

患者一经确定患上传染病或可疑传染病，就按《中华人民共和国传染病防治法》的规定实行分类管理，即甲类传染病为强制管理，乙类传染病为严格管理，丙类传染病为监测管理。

2.对病原携带者的措施

对病原携带者应做好登记，并根据携带者的类型、携带病原的种类及其工作性质进行管理，且进行健康教育指导，督促他们自觉养成良好的卫生习惯和道德风尚；定期随访，经2~3次病原检查，检查结果为阴性时可解除管理。在食品行业、托幼机构等工作的病原携带者须暂时调离工作岗位。艾滋病、乙型肝炎和疟疾的病原携带者严禁作为献血员。

3.对接触者的措施

接触者是指曾接触传染源而有可能受感染者。接触者应接受检疫，检疫期限应自最后接触之日算起，相当于该传染病的最长潜伏期。具体措施包括：①留验：即隔离观察，在指定场所限制活动范围，进行观察。对甲类传染病的接触者应进行留验。②医学观察：是对乙类和丙类传染病接触者实施的措施，接触者可正常工作、学习，但要接受体检、病原学检查和必要的卫生处理。③应急接种：对接种疫苗后产生免疫快、潜伏期长的传染病如麻疹等，可对接触者进行应急接种。④药物预防：对有特效药物防治的传染病，必要时可用药物预防。如乙胺嘧啶预防疟疾，青霉素预防猩红热或流行性脑脊髓膜炎等，但切忌滥用药物预防。

4.对动物传染源的措施

对危害性大、经济价值不大的病畜或野生动物传染源应捕杀、焚烧或深埋，如患狂犬病的狗或猫、患疯牛病和炭疽病的家畜等。危害性不大但有经济价值的动物可以隔离治疗。此外，要做好家畜的预防接种和检疫工作。

（二）针对传播途径的措施

被传染源污染的环境，主要采取消毒、杀虫和实施其他卫生措施，切断传播途径，从而有效地控制传染病的传播。如肠道传染病主要由粪便污染环境传播，措施重点是对污染物品和环境进行消毒；呼吸道传染病主要通过空气污染环境传播，应加强环境通风换气和必要的空气消毒；虫媒传染病由媒介昆虫传播，措施重点是杀虫；经水传播传染病的措施重点为改善饮水卫生及个人防护。

消毒分为预防性消毒和疫源地消毒两种；疫源地消毒又分为随时消毒和终末消毒两种。

（三）针对易感人群的措施

通过提高机体非特异性免疫功能，保护易感人群，提高机体免疫力。

1.免疫预防

当发生传染病时，被动免疫是保护易感者，防止或减轻其感染发生的有效措施。如注射丙球蛋白或胎盘球蛋白，对预防麻疹、甲型肝炎等有一定作用。在一定范围人群中可采取应急接种，以提高群体免疫力，防止传染病大面积流行，如麻疹、白喉发生流行时可采取应急接种。但产生免疫慢的疫苗不适合在疫区进行应急接种，可在疫区外围尽早进行相应疫苗的补种或重点保护对象的补种，以便形成免疫屏障。

2.药物预防

某些传染病流行时，可给予针对该病原体的药物进行预防。但药物预防作用时间短，效果难保证，而且易产生耐药性，只作为对密切接触者的应急措施，而不要普遍投药。

3.个人防护

对可能暴露于传染病生物媒介的个体采用必要的防护措施，如戴口罩、穿防护袜裤，作业时涂抹防护油，应用蚊帐或驱避蚊虫药物；接触传染病的医护人员及实验室工作人员严格操作规程等都可起到一定的个人防护作用。

（四）传染病暴发、流行的紧急措施

根据《中华人民共和国传染病防治法》规定，在传染病暴发、流行时，除立即组织进行防治外，必要时，可采取下列紧急措施：①限制或停止集市、集会、影剧院演出或其他人群聚集活动；②停工、停业、停课；③临时征用房屋、交通工具；④封闭被传染源病原体污染的公共饮用水源等。当甲类、乙类传染病暴发、流行时划定疫区，应由县级以上地方政府决定。对甲类传染病疫区实行封锁，需经省、市、自治区政府决定。封锁疫区导致中断干线交通或者封锁国境，应由国务院决定。

第五节　预防接种工作

传染病的预防措施分为未出现疫情时的预防性措施和疫情出现后的防疫措施两个方面。这里重点讲述传染病的预防性措施中的免疫预防（预防接种）。

传染病的预防性措施是指在未出现疫情时，针对可能存在病原体的环境、物品、动物、媒介昆虫等所采取的措施，或者对可能受病原体威胁的人群所采取的一系列措施。其中重要的一项措施就是免疫预防。

一、免疫预防

免疫预防又称预防接种，是采用适宜途径将生物制品（特异性抗原或抗体）接种到人体内，使机体产生对传染病的自动或被动免疫力，以提高人群免疫水平，预防传染病的发生与流行。

（一）预防接种的种类

预防接种分为下列三种：

1.人工自动免疫

人工自动免疫是指用病原微生物或其代谢产物制成的生物制品接种到人体内，使机体产生特异性免疫，它是免疫预防的主体。目前将人工自动免疫制剂统称为疫苗。疫苗分为下列四大类。

（1）灭活疫苗。灭活疫苗是先对病毒或细菌培养，然后用加热或化学物质（通常是福尔马林）将其灭活。目前我国使用的灭活疫苗有百白破疫苗、流行性感冒疫苗、狂犬病疫苗等。其优点是生产过程较简单，易于保存；而缺点是免疫效果差，接种量大，要获得高而持久的免疫力，就需要多次注射。类毒素疫苗是将细菌外毒素经甲醛脱毒，使其失去致病性而保留免疫原性的制剂，如白喉、破伤风类毒素等。

（2）减毒活疫苗。应用保留有免疫原性的减毒或无毒的病原生物所制成的一种疫苗，如麻疹、甲型肝炎、风疹、腮腺炎、脊髓灰质炎等。其优点是接种量小，接种次数少；缺点是由于不加防腐剂，当被污染时杂菌易生长，故须冷冻保存，且保存期较短。

（3）亚单位疫苗。在大分子抗原携带的多种特异性的抗原决定簇中，只有少量抗原部位对保护性免疫应答起重要作用。通过化学分解或有控制性的蛋白质水解方法使天然蛋白质分离，提取细菌、病毒的特殊蛋白质结构，筛选出具有免疫活性的片段制成的疫苗。该类疫苗减少了全菌疫苗使用中所出现的不良反应，免疫效果及安全性高，但免疫原性较低，故须与佐剂合用才能产生好的免疫效果。所以，若全菌（病毒）疫苗不存在严重不良反应，仍应以全菌（病毒）疫苗为首选。

（4）基因工程疫苗。基因工程疫苗是使用 DNA 重组生物技术，把病原体外壳蛋白质中能诱发机体免疫应答的天然或人工合成的遗传物质定向插入细菌、酵母或哺乳动物细胞中，使之充分表达，经纯化后而制得的疫苗。基因工程疫苗具有安全、有效、免疫应答长久、联合免疫易于实现等优点。

2.人工被动免疫

采用人工方法向机体输入由他人或动物产生的免疫效应物，如免疫血清、淋巴因子等，使机体立即获得免疫力，达到防治某种疾病的目的。这种免疫产生作用快，输入后立即发生作用，但免疫作用维持时间较短，一般只有 2—3 周，主要用于治疗和应急预防。常用的制剂有免疫血清和免疫球蛋白。

3.被动自动免疫

只是在有疫情时用于保护婴幼儿及体弱接触者的一种免疫方法。其兼有被动及自动免疫的优点，但只能用于少数传染病。如在注射白喉或破伤风抗毒素的同时进行白喉或破伤风类毒素接种，或者注射乙型肝炎免疫球蛋白的同时接种乙型肝炎疫苗，使机体在迅速获得保护的同时产生较持久的免疫力。

（二）疫苗种类

（1）第一类疫苗：是指政府免费向公民提供，公民应当依照政府的规定受种的疫苗，包括国家免疫规划确定的疫苗，省、自治区、直辖市人民政府在执行国家免疫规划时增加的疫苗，以及县级以上人民政府或者其卫生主管部门组织的应急接种或者群体性预防接种所使用的疫苗。第一类疫苗包括计划免疫疫苗。

（2）第二类疫苗：是指由公民自费并且自愿接种的其他疫苗。第二类疫苗是非计划免疫疫苗，包括水痘疫苗等。

二、预防接种的实施

1.计划免疫

即根据传染病疫情监测结果和人群免疫水平的分析，按照科学的免疫程序，有计划地使用疫苗对特定人群进行预防接种，最终达到控制和消灭相应传染病的目的。

儿童基础免疫程序的内容包括初次免疫起始月龄、全程免疫次数及其间隔时间、加强免疫的年龄和联合免疫等。免疫程序的设计应根据传染病的流行病学特征、疫苗本身的生物学特性及其免疫效果、人群的免疫应答能力和实施免疫预防的具体条件来制定。

2.接种途径

预防接种途径可分为口服、气雾、注射（包括肌肉、皮内、皮下）和划痕等。如果接种途径和接种剂量不当，不仅会影响免疫效果，甚至会造成接种事故。正确的接种途径和接种剂量是保证免疫成功的关键。因此，在进行现场接种前应详细阅读疫苗使用说明书，严格按照要求执行。

3.重点免疫

只在重点人群、重点地区或特殊情况下才进行预防接种。如对环境卫生清洁人员、食品从业人员等进行伤寒疫苗接种，对皮毛加工、屠宰及畜牧兽医人员接种炭疽和布鲁菌疫苗等。

4.应急接种

应急接种是对发生传染病流行地区的易感接触者所采取的预防接种，可在短时间内提高易感人群的免疫水平，起到控制或终止传染病传播蔓延的作用。

5.冷链

冷链是指各种疫苗从生产单位发出，经冷藏保存并逐级冷藏运输到基层卫生机构，直到进行接种，全部过程都按疫苗保冷要求妥善冷藏，以保持疫苗的合理效价不受损害的保存和运输方式。冷链的配套设施包括贮存疫苗的低温冷库、普通冷库、运送疫苗专用冷藏车、冰箱和冷藏包等。

三、预防接种反应

预防接种反应是指疫苗等生物制品对机体来说是一种异物，经接种后刺激机体产生一系列的生理、病理及免疫反应。预防接种反应极少见，且大多是轻微的，大体分为以下两类：

1.一般反应

接种后 24 h 内接种部位有局部红、肿、热、痛等炎症反应，有时附近淋巴结肿痛。可能同时伴有体温升高、头昏、恶心、呕吐等全身反应。

一般反应是正常免疫反应，不需进行任何处理，经适当休息即可自愈。倘若反应强烈也仅需对症治疗。

2.异常反应

少数人在接种后出现并发症，如晕厥、过敏性休克、变态反应性脑脊髓膜炎、过敏性皮炎、血管神经性水肿等，应及时发现，对症治疗和抢救，并注意收集材料，进行分析判断和上报。

生物制品质量不合格、消毒及无菌操作不严格、接种技术（部位、剂量、途径）错误均可引起接种事故，要注意与接种反应进行区分。

四、预防接种效果评价

预防接种效果可从免疫学效果和流行病学效果两方面进行评价。

1.免疫学效果

通过测定预防接种后人群抗体阳转率、抗体几何平均滴度和抗体持续时间来评价疫苗的免疫学效果。

2.流行病学效果

实验室检测的免疫学效果虽然是重要指标之一，但最为直接和可靠的指标是流行病学效果，即疫苗对人群的实际保护效果。常用指标为保护率、效果指数。

五、预防接种前的准备工作

（一）确定受种对象

根据国家免疫规划疫苗规定的免疫程序，确定受种对象。

（1）受种对象包括本次应种者、上次漏种者和流动人口等特殊人群中的未受种者。

（2）清理接种卡（簿）根据接种记录核实受种对象。预防接种证、卡（簿）按照受种者的居住地实行属地化管理。

（3）主动搜索流动人口和计划外生育儿童中的受种对象，与本地儿童同样管理。

（4）通知儿童家长或其监护人采取预约、通知单、电话、口头、广播通知等适当方式，告知儿童家长或其监护人接种疫苗的种类、时间、地点和相关要求。

国家对儿童实行预防接种证制度。接种单位必须按规定为适龄儿童建立预防接种证，作为儿童预防接种的凭证、记录和证明；同时，做好其他适龄人群预防接种的记录工作。

（二）领取疫苗

1.受种人数

根据各种疫苗受种人数计算领取疫苗数量。

2.准备注射器材

按受种对象人次数的 1.1 倍准备注射器材，检查包装是否完好并在有效期内使用。

3.准备药品、器械

准备 75%乙醇、95%乙醇、镊子、棉球杯、无菌干棉球或棉签、治疗盘、体温表、听诊器、压舌板、血压计、1：1000 肾上腺素、自毁型注射器回收用安全盒及污物桶等。

（三）社区预防接种门诊要求

（1）接种场所室外要设有醒目的标志，室内宽敞清洁、光线明亮、通风保暖，并准备好接种工作台、坐凳，以及提供儿童和家长休息、等候的设施。

（2）接种门诊与医院的病房、门诊用房分开，避免交叉感染。

（3）接种场所应当按照登记、健康咨询、接种、记录、观察等内容进行合理分区，确保接种工作有序进行。冷链室和资料档案室等各室根据实际情况合理布局。设有专门的工作区或接种工作台，做到一苗一台，并设有醒目的标志。

（四）核实受种对象

（1）接种工作人员应查验儿童预防接种证、卡，核对受种者姓名、性别、出生年、月、日及接种记录，确认是否为本次受种对象、接种疫苗的品种。

（2）不属于本次的受种者，向儿童家长或其监护人做好说服解释工作。

（3）因有接种禁忌而不能接种的受种者，医疗卫生人员应当对受种者或其监护人提出医学建议，并在接种卡（薄）和接种证上记录。

六、接种前告知和健康状况询问

（1）接种工作人员在实施接种前，应当告知受种者或其监护人所接种疫苗的品种、作用、禁忌、不良反应及注意事项。告知可采取口头或文字方式。

（2）接种工作人员在实施接种前，应询问受种者的健康状况及是否有接种禁忌等情况，并如实记录告知和询问情况。

（3）自费选择接种第一类疫苗的同品种疫苗的第二类疫苗，应有家长信/知情同意书。

（4）健康状况及是否有接种禁忌，应有书面记录。

七、接种现场疫苗管理

（1）疫苗需冷藏。

（2）核对接种疫苗的品种，检查疫苗外观质量。凡过期、变色、污染、发霉、有摇不散凝块或异物、无标签或标签不清、安瓿有裂纹的一律不得使用。

（3）冻结过的百白破疫苗、乙肝疫苗不得使用。

八、疫苗准备

查验疫苗是否在有效期内，如果超过有效期，或标签丢失，应废弃疫苗。

（1）注射剂型疫苗的使用

1）安瓿弹至底部，75%乙醇消毒安瓿颈部后，消毒干棉球/纱布包住颈部掰开。

2）注射器针头斜面向下插入安瓿的液面下，吸取疫苗。

3）吸取疫苗后，将注射器的针头向上，排空注射器内的气泡，直至针头上有一小滴疫苗出现为止。

（2）使用含有吸附剂的疫苗前，应当充分摇匀。

（3）使用冻干疫苗时，用注射器抽取稀释液，沿安瓿内壁缓慢注入，轻轻摇荡，使疫苗充分溶解，避免出现泡沫。

（4）安瓿开启后，未用完的疫苗应盖上无菌干棉球冷藏。活疫苗超过半小时、灭活疫苗超过 1 h 未用完，应将疫苗废弃。

（5）冰排溶化后，应及时更换；在接种门诊，下班前应将未开启的疫苗存入冰箱冷藏室内。

九、注意事项

确保使用的是生产厂家提供的稀释液，确保稀释液和疫苗是相同的温度。如果稀释液温度过高，可以先放入冰箱使之冷却至与疫苗相同的温度。

（1）开启疫苗和稀释液的瓶盖。

（2）对于锡林瓶不要拔开胶塞。

（3）消毒。

（4）用生产厂家提供的稀释液进行稀释。

（5）用稀释注射器抽取稀释液。

（6）将针头插入疫苗瓶中。

（7）将稀释液注入冻干疫苗瓶中。

（8）把稀释用注射器放入安全盒中。

（9）接种后，将注射器直接放入安全盒中。

（10）不要回盖针帽，以免针刺伤。

十、接种操作

1.确定接种部位

接种部位要避开疤痕、炎症、硬结和皮肤病变处。

2.消毒方法

用灭菌镊子夹取 75%乙醇棉球或用无菌棉签蘸 75%乙醇，由内向外螺旋式对接种部位皮肤进行消毒，涂擦直径≥5 cm，待晾干后立即接种。禁用 2%碘酊进行皮肤消毒。

3.安全注射

接种前方可打开或取出注射器具；在注射过程中防止被针头误伤；注射完毕后不得回盖针帽。

十一、接种记录、观察与预约

1.卡上登记

接种后及时在预防接种证、卡（簿）或计算机上记录所接种疫苗的年、月、日及批号。接种记录书写工整，不得用其他符号代替。

2.现场观察

告知儿童家长或其监护人，受种者在接种后留在接种现场观察 15～30 min。如出现预防接种异常反应，及时处理和报告。

3.预约下次接种

与儿童家长或其监护人预约下次接种疫苗的种类、时间和地点。

4.首针接种登记卡

负责新生儿接生的单位在接种第 1 剂乙肝疫苗后，应当填写首剂乙肝疫苗接种登记卡，同时告知家长在 1 个月内到居住地的接种单位建证、建卡，并按免疫程序完成第 2、3 剂乙肝疫苗接种。

十二、接种后的工作

清洁冷藏容器。

清理器材，使用后的自毁型注射器、一次性注射器及其他医疗废物严格按照《医疗废物处理条例》的规定处理。实行入户接种时应将所有医疗废物带回集中处理。

处理剩余疫苗，废弃已开启的疫苗；冷藏容器内未打开的疫苗做好标记，放冰箱保存，于有效期内在下次接种时首先使用；清理核对接种通知单和预防接种卡（簿），及时上卡，确定需补种的人数和名单，下次接种前补发通知。

十三、几种常见疫苗简介

（一）卡介苗

1.接种技术

（1）接种部位：上臂外侧三角肌中部附着处。

（2）接种深度：皮内注射。

（3）接种剂量：0.1 mL。

2.接种反应处理原则

（1）一般反应：不需进行处理。但要注意局部清洁，避免接触水或用手挠抓，以防止继发感染。

（2）加重反应：无菌性脓肿

1）注射局部先有较大红晕，2~3周后接种部位出现大小不等的硬结、肿胀、疼痛。

2）炎症表现并不剧烈，可持续数周至数月。轻者可在原注射针眼处流出略带粉红色的稀薄脓液；较重者可形成溃疡，溃疡呈暗红色，周围皮肤呈紫红色。

3）溃疡未破溃前，有波动感。轻者经数周至数月可自行吸收。严重者破溃排脓，创口和创面长期不能愈合，有时表面虽然愈合，但深部仍在溃烂，形成脓腔，甚至经久不愈。

（3）加重反应

1）干热敷以促进局部脓肿吸收，每日2—3次，每次15 min左右。

2）脓肿未破溃前可用注射器抽取脓液，并可注入适量抗生素。不宜切开排脓，以防细菌感染或久不愈合。

3）脓肿如已破溃或发生潜行性脓肿且已形成空腔需切开排脓，必要时还需扩创，将坏死组织剔除。

4）有继发感染时，先根据以往经验选用抗生素，然后对分泌物进行细菌培养，按照药敏培养实验结果，选用敏感的抗生素：换药时用3%硼酸溶液冲洗伤口，引流通畅。

3.接种注意事项

（1）卡介苗的保存应有专人负责，不能与其他疫苗、药物混放。

（2）使用前核对品名、批号和失效期。若疫苗无标签、已过有效期、安瓿破裂或者疫苗有摇不散的颗粒，均应丢弃。

（3）卡介苗皮内接种剂量要准确，严禁皮下或肌肉注射，防止引起经久不愈的深部寒性脓疡。

（4）接种时要检查局部有无其他制品的后期反应，如有硬结。接种含有吸附剂的制品后，4周内同臂不能接种卡介苗。

（5）使用时卡介苗应注意避光。注射时应备用1：1000肾上腺素。

（6）凡患有结核病、急性传染病、肾炎、心脏病、湿疹、免疫缺陷病或其他皮肤病者均不予接种。

4.卡介苗接种差错

（1）原因

1）皮内注射用卡介苗（BCG）深入皮下或肌肉内、超量接种。

2）和乙肝疫苗接种同一部位。

3）错将卡介苗当乙肝疫苗接种（1支）。

（2）表现

1）皮内BCG误种皮下，大部分儿童可发生局部的严重反应，先出现硬结，日渐扩大，局部无红、肿、热、痛感觉，约1个月后在结节中心开始软化，形成溃疡穿孔，溃疡向其他方向延伸，渐呈窦道或瘘管。病程较长，最长达6个月至1年以上。如BCG误注入肌肉内，则在肌肉深部形成寒性脓肿。

2）伴有全身症状，主要是体温升高，低热者较多见，大部分在37.8～38.5℃，同时伴有乏力、烦躁不安、食欲减退等症状。

（3）处理原则——局部治疗。

方法是用异烟肼 50 mg 加于 0.5%普鲁卡因溶液于注射局部做环状封闭，每日 1 次，连续 3 次后改每 3 日 1 次，共 3 次，再每周 1 次，共 3 次，共计 8～10 次。可使局部不发生溃疡或淋巴结肿大等。

5.卡介苗溅入眼内

卡介苗是由结核菌制成的活疫苗，若将其溅入眼内，就等于将卡介苗接种在眼睛里，同接种在皮内一样，经过一段时间局部就会发生免疫反应，出现红肿、化脓、结痂，形成疤痕，很可能造成眼睛失明。应避免将卡介苗溅入眼内。

一旦溅入眼内，应立即用清洁的冷水，最好用生理盐水或冷开水反复多次冲洗，切忌用手或其他织品揉擦，经冲洗后再用新配制的 0.5%链霉素滴眼，每 1～2 h 1 次，以后可酌情减少，连滴 2～3 d。对链霉素过敏者可改用红霉素眼药水或眼膏，每日 3～4 次，连用 2～3 d。

（二）乙肝疫苗

1.接种技术

（1）接种部位：上臂外侧三角肌中部。

（2）接种深度：肌内注射。

（3）接种剂量：酵母苗 16 岁以下 5 μg/0.5 mL，乙肝 CHO 苗 10 μg/1 mL、20 μg/1 mL。

2.免疫程序

全程接种 3 针，接种时间为第 0、1、6 个月，即第 1 针在出生后 24 h 内尽早接种；第 2 针在第 1 针接种后 1 个月接种（1～2 月龄）；第 3 针在第 1 针接种后满 6 个月（5～8 月龄）接种。如果出生后满 24h 内未能及时接种，需尽快补种。第 2 针和第 1 针间隔不得少于 1 个月。如果第 2 针滞后时间较长，那么第 3 针与第 2 针间隔不得少于 2 个月。

3.免疫效果

规定全程后 1 个月（第 7 个月）查抗体。

接种乙型肝炎疫苗后有抗体应答者的保护效果一般至少可持续 12 年，因此，一般人群不需要进行抗-HBs 监测或加强免疫。但对高危人群可进行抗-HBs 监测，如抗-HBs＜10 mIU/mL，可给予加强免疫。

4.加强免疫问题

（1）儿童

婴幼儿时期完整地打过三针程序，不再加强。

（2）高危人群

如医务人员、经常接触血液的人员、托幼结构工作人员、器官移植患者、经常接触输血或血液制品者、免疫功能低下者、易发生外伤者、HBsAg 阳性者的家庭成员、男性同性恋或有多个性伴侣和静脉内吸毒者等。

5.意外暴露 HBV 后预防

在意外接触 HBV 感染者的血液和体液后，按照以下方法处理：

（1）血清学检测

应立即检测 HBsAg、抗 HBs、ALT 等，并在第 3 和 6 个月内复查。

（2）主动和被动免疫

如已接种过乙型肝炎疫苗，且已知抗-HBs≥100 mIU/mL 者，可不进行特殊处理。如未接种过乙型肝炎疫苗，或虽接种过乙型肝炎疫苗，但抗-HBs≥100 mIUmL 者或抗-HBs 水平不详，应立即注射 HBIg 200～400 IU，并同时在不同部位接种一针乙型肝炎疫苗（20 g），于第 1 和 6 个月后分别接种第 2 针和第 3 针乙型肝炎疫苗（各 204 g）。

（三）脊髓灰质炎疫苗

1.接种技术

（1）口服疫苗。

（2）第 2、3、4 月时各服 1 粒，4 岁时加强。

（3）接种门诊准备好一次性小勺及水，现场口服，禁止家长或监护人带回家，避免疫苗衍生性病例的产生。

（四）百白破三联疫苗（DPT）

1.接种技术

（1）接种部位：上臂外侧三角肌附着处或臀部。

（2）接种深度：肌内注射。

（3）接种剂量：0.5 mL

2.接种副反应

（1）全身反应：体温升高，10～16 h 达高峰，有时 24～48 h 达高峰，儿童有时表现哭闹不止、烦躁不安、嗜睡。个别恶心呕吐等消化道症状的处理原则：对症治疗，降温、镇静或使用抗过敏药。

（2）局部反应：一般发生在 10 h 后，表现为红肿、疼痛、发痒，1～2 d 内消失；出现硬结，大多数人 10 d 内消失，少数人数日内消失。

处理原则：常用热敷、土豆片敷，再次注射时避开硬结。

（3）加重反应：在皮肤表面，出现 2 cm 左右的炎症浸润，隆起，形成硬性红肿，硬结形状各异，大小不等，最多直径可达 4 cm，轻微压痛。10 d 后局部开始松软，表皮转成暗紫色。

接种的部位引起无菌性化脓，主要是含有氢氧化铝难以吸收，与疫苗接种时未摇匀、个体差异有一定的关系。

1）接种人员引起的原因：①不能正确掌握接种技术，使用疫苗前未能充分摇匀；②注射部位不准确，深度不够；③在同一部位重复注射，未避开硬结；④针次增加。

2）疫苗引起的原因：①与百日咳菌苗的内毒素有关，抗原引发毒性反应（无细胞百白破）；②破伤风、白喉类毒素引起的过敏反应。

（4）无菌性化脓的处理原则：同卡介苗无菌性脓肿的处理原则。无菌抽脓，避免切开，防止感染，换无细胞百白破或换注射部位。

（五）麻疹疫苗

1.接种技术

（1）接种部位：上臂外侧三角肌下缘附着处。

（2）接种方式：皮下注射。

（3）接种剂量：0.5 mL。

2.接种时间

8 个月、1.5～2 岁、6 岁。

3.疫苗的血清学效果

注射 1 周后产生抗体，1 个月以上达高峰，阳转 95%，经 15 年观察 80%以上尚可测到抗体。

4.应急接种效果

当麻疹病毒感染时，潜伏期为 10～14 d。接种后抗体产生的时间比感染后抗体产生的时间短，接种疫苗是最好的应急措施。

5.常见的异常反应

（1）过敏反应：疫苗内含有鸡胚细胞和小牛血清，对鸡蛋过敏者慎重。

（2）过敏休克：少见。

（3）过敏皮疹：10h 后出现，可表现为麻疹样、猩红热样。

十四、预防接种工作的管理

（一）资料管理

1.儿童预防接种证、卡（簿）的建立

国家对儿童实行预防接种证制度。接种单位必须按规定为适龄儿童建立预防接种证，作为儿童预防接种的凭证、记录和证明；同时，做好其他适龄人群预防接种的记录工作。

2.居住地实行属地化管理

在儿童出生后 1 个月内，其监护人应当到儿童居住地的承担预防接种工作的接种单位为其办理预防接种证。未按时建立预防接种证或预防接种证遗失者应及时到接种单位补办。

户籍在外地的适龄儿童寄居当地时间在 3 个月及以上，由现寄居地接种单位及时建立预防接种卡（簿）。

3.转出和转入证明

儿童迁移时，原接种单位应将儿童既往预防接种史的证明交给儿童家长或其监护人，转入迁入地接种单位。

4.半年核查整理预防接种卡（簿）

剔出迁出、死亡或失去联系 1 年以上的卡片，书面记录，并由接种单位另行妥善保管。

5.建立入托、入学查验接种证制度

发现未按照国家免疫规划受种的儿童，应会同托幼机构、学校督促其监护人在儿童入托、入学后及时到接种单位补种。

6.保管

接种证由儿童监护人保管；接种卡（薄）由接种单位保管，保管期限应在儿童满 7 周岁后再保存不少于 15 年。

（二）流动儿童预防接种管理

1.定义

指户籍在外县、在暂居地居住满 3 个月的≤7 周岁儿童。

2.实行现居住地管理

流动人口和计划生育外儿童与本地儿童享有同样的权利。

3.主动收集单独的卡（簿）管理

儿童的就诊卡、病历簿应积极询问并收集。

4.书面记录

外地儿童的接种资料，儿童外出、返回时间，转卡记录。

（三）疫苗管理

（1）疫苗应按品种、批号分类码放。

（2）疫苗储存和运输的温度要求。

乙肝疫苗、卡介苗、百白破疫苗、白破疫苗、乙脑灭活疫苗、A 群流脑疫苗、A+C 群流脑疫苗在 2～8℃条件下运输和避光储存。脊髓灰质炎疫苗、麻疹疫苗、乙脑减毒活疫苗、风疹疫苗在-20～8℃的条件下运输和避光储存。

（四）疫苗的领取与登记

（1）购进、分发、供应疫苗记录。

（2）记录应当保存至超过疫苗有效期 2 年以备查。

（3）经常核对疫苗进出情况，日清月结，每半年盘查 1 次，做到账苗相符。

（五）冷链管理

乡级：普通冰箱、低温冰箱、冷藏箱、冷藏包、冰排。接种单位：普通冰箱或（和）冷藏包、冰排。对所使用冷链设备运转状态进行监测。

1.冰箱

（1）冰箱内储存的疫苗要摆放整齐，疫苗与箱壁、疫苗与疫苗之间应留有 1～2 cm 的空隙，并按品名和有效期分类摆放。

（2）冰箱门因经常开启，温度变化较大，门内搁架不宜放置疫苗。

（3）每天记录冰箱内的温度及其运转情况。每台冰箱应配有温度监测记录表，每天记录冰箱内的温度及其运转情况。

（4）使用冰衬冰箱储存疫苗时，注意应将卡介苗、脊髓灰质炎疫苗和麻疹疫苗存放在底部，并将百白破疫苗和乙肝疫苗放在接近冰箱顶部，不可将冷藏保存的疫苗放在距冰箱底部 15 cm 内的地方，以免冻结。

2.冷藏箱和冷藏包

（1）运送和储存疫苗时，冷藏箱（包）内应按照要求放置冻制好的冰排。疫苗安瓿不能直接与冰排接触，防止冻结。

（2）运送和储存疫苗时，在冷藏箱（包）的底层垫上纱布或纸，用以吸水和防止疫苗破碎。

（3）每次使用后，应清洗擦干后保存。

3.冰排

（1）冰排内注入清洁水，注水量为冰排容积的 90%。注水后冰排直立放置在低温冰箱或普通冰箱的冷冻室，冻制时间应不少于 24 h。

（2）冰排与低温冰箱箱壁之间留有 3～5 cm 的间隙。

（3）冰排应在低温条件下冻制至结露（"出汗"）状态后，放入冷藏箱（包）内。

（4）每次冷链运转结束后，应将冷藏箱（包）内冰排的水倒出，清洗干净、晾干后与冷藏箱（包）分开存放。

第六章 卫生管理

第一节 管理理论与管理职能

管理理论是近代所有管理理论的综合，是一个知识体系，也是一个学科群。它的基本目标就是要在不断急剧变化的现代社会面前，建立起一个充满创造活力的自适应系统。

一、管理的概念

管理是社会组织中，为了实现预期的目标，以人为中心进行的协调活动。它包括四个含义：管理是为了实现组织未来目标的活动；管理的工作本质是协调；管理工作存在于组织中；管理工作的重点是对人进行管理。

管理就是制订、执行、检查和改进。制订就是制订计划（或规定、规范、标准、法规等）；执行就是按照计划去做，即实施；检查就是将执行的过程或结果与计划进行对比，总结经验，找出差距；改进，先是推广通过检查总结出来的经验，并将经验转变为长效机制或新的规定，然后针对检查发现的问题进行纠正，制定纠正、预防措施。

《极简管理：中国式管理操作系统》对管理作出如下定义：管，原意为细长而中空之物，其四周被堵塞，中央可通达。使之闭塞为堵；使之通行为疏。管，就表示有堵有疏、疏堵结合。所以，管既包含疏通、引导、促进、肯定、打开之意；又包含限制、规避、约束、否定、闭合之意。理，本义为顺玉之纹而剖析。代表事物的道理、发展的规律，包含合理、顺理的意思。管理犹如治水，疏堵结合、顺应规律而已。所以，管理就是合理地疏与堵的思维与行为。

管理是指通过计划、组织、指挥、协调、控制及创新等手段，结合人力、物力、财力、信息等资源，以期高效的达到组织目标的过程。也可以说，管理是由计划、组织、指挥、协调及控制等职能为要素组成的活动过程。

广义的管理是指应用科学的手段安排组织社会活动，使其有序进行，其对应的英文是 Administration 或 Regulation。狭义的管理是指为保证一个单位全部业务活动而实施的一系列计划、组织、协调、控制和决策的活动，对应的英文是 Manage 或 Run。

"科学管理之父"弗雷德里克·温斯洛·泰勒（Frederick Winslow Taylor）在《科学管理原理》中认为："管理就是确切地知道你要别人干什么，并使他用最好的方法去干。"在泰勒看来，管理就是指挥他人用最好的方法去工作。

诺贝尔奖获得者赫伯特·亚历山大·西蒙（Herbert A lexander Simon）对管理的定义是："管理就是制定决策。"

彼得·德鲁克（Peter F. Drucker）在《管理：任务、责任、实践》中认为："管理是一种工作，它有自己的技巧、工具和方法；管理是一种器官，是赋予组织以生命的、能动的、动态的器官；管理是一门科学，一种系统化的并到处适用的知识；同时管理也是一种文化。"

亨利·法约尔（Henri Fayol）在其名著《工业管理与一般管理》中给出管理概念之后，它就产生了整整一个世纪的影响，对西方管理理论的发展具有重大的影响力。法约尔认为：管理是所有的人类组织都有的一种活动，这种活动由五项要素组成：计划、组织、指挥、协调和控制。法约尔对管理的看法颇受后人的推崇与肯定，形成了管理过程学派。孔茨（Koontz）是二战后这一学派的继承与发扬人，他最终使该学派风行全球。

斯蒂芬·P·罗宾斯（Stephen P.Robbins）给管理的定义是：所谓管理，是指同别人一起，或通过别人使活动完成得更有效的过程。

管理不仅仅指工商管理，虽然在现代市场经济中工商企业的管理最为常见。除了商业管理，还有很多种类的管理，比如行政管理、经济管理、社会管理、城市管理、卫生管理等。每一种组织都需要对其事务、资源、人员进行管理。

二、管理的本质

管理的本质是服务。管理，是因为强大的信念感召，众愿合和，需要捋顺，如理如法，集中炼达，渐自造化，经量变到质变，方功成性见。如非众愿应召，机（时间、空间）不投，缘（助缘）无应，管理亦枉自使然。如人不而信受，管教而无化，管理就成为空谈。事业不清净，常以利欲熏心，疯行橡头必先烂，偶有独木亦难成林，管理终将一场空。

三、管理的作用

管理的作用到底是什么，至今没有一个完整的定论。

著名学者、管理科学家朱则荣特别强调：管理就是使工作标准化，使管理过程自动化，因而管理的作用只有一个，那就是防止失误的发生。

我们以客户管理为例，经常会遇到这样一种情况：你向某公司的客服打一个电话，讲述你在产品使用中遇到了一个麻烦，她很可能含糊其辞，告诉你随后处理，但是你等了很久，也不见回音。为什么呢?因为她早就忘在脑后了。管理科学家就会针对这种过程，设计"问题追踪表单"，要求客服人员必须对打进来的每一个电话进行记录，逐项解决并纳入考核，每天下午五点半，对未解决完毕的问题，全部上报，以最快速度将所有客户提出的问题消灭掉。这张"问题追踪表单"的建立就创造了令客户最满意的服务效果，进一步，还可以据此来设计管理软件。

工业操作中也会频繁遇到这种情况。如果不按工作设置的标准顺序操作，零部件没有夹紧，那么数控机床在进刀时，就会报错，刀具将自动退回，只有等待确定没有失误后方可进刀。管理者们的工作，就是不断找出这些可能出现失误的问题，据此设计管理流程和作业标准。

但是非常可惜，没有几位管理者能够做到预查、观察入微，不断针对管理中的失误环节进行标准化的改善，使一切更趋于合理、更加科学，全面减少各种人为失误，这是对管理者的一种考验，也是每一位管理者义不容辞的职责所在。

著名管理学家朱则荣说：没有高素质的管理人员，则科学管理根本无法进行，企业无法规模化快速成长，要想找出这些失误环节，唯一的方法只能是"反复实验"。以最早的泰勒切削实验为例，为了找出能在最快时间内完成工作的方法，车床的转速多快才算合适?进刀量多深才算最佳?泰勒花了 26 年，陆续配备了 10 台实验机器，记录 3～5 万次实验，把 80 万磅重量的钢铁切成了碎屑，共耗费了 15～20 万美元的经费。

这个切削实验得出了一个最核心的论证：把工作设计交给工人，是极其不负责任的做法。按理说，每位车工都应该用最佳方法操作，但是，泰勒的这个实验，为了找出最佳方法整整花费了 26 年的时间，还配合了大量专家的研究，这是车工自己根本不可能办到的。任何人，如果单凭经验，只能达到"会做"，但不能达到"最佳"。所以，对于管理的计划、安排，以及操作动作设计，是不能由员工自行进行的，这是企业管理层的工作，所以必须由懂得管理和科学技术的专家进行。朱则荣对此也表示：之所以大量企业无法强盛，是因为管理者的角色定位不清，他们只认为自己高高在上，领导别人，但根本不知道自己的责任所在，就是对管理过程进行设计，防止失误发生，工作的标准化根本不可能由员工自己去操作，只能由管理者亲自承担，员工只负责按照标准动作执行工作。

第二节　卫生事业管理与卫生事业管理学

一、卫生事业管理的相关概念

（一）卫生事业与卫生事业管理

1.卫生事业与卫生事业管理的概念

卫生事业是国家和社会在防治疾病、保护和促进居民健康方面所采取的措施的综合。卫生事业管理是政府、卫生行政部门及有关行政部门根据卫生事业的规律和特点，将卫生资源进行优化配置及时合理的提供给全体人民，并对维护和促进人民健康的组织体系、系统活动和社会措施进行管理。卫生事业管理是公共管理中的一部分，公共卫生事业管理说白了就是卫生事业管理，是政府为履行公共事务管理职能，在防治疾病、保护和促进人们健康方面所采取的措施的综合，包括制定卫生政策、筹集和分配资源、建立卫生服务组织、健全卫生保障制度、提供基本医疗和预防保健服务、协调社会各方面在内的一系列管理活动。

2.卫生事业的性质

1997 年颁布的《中共中央、国务院关于卫生改革与发展的决定》对我国的卫生事业做了明确的定性："我国卫生事业是政府实行一定福利政策的社会公益事业。"

3.卫生事业管理的目的

就是要在有限的资源条件下创造出最大的效益。即通过管理活动的实施，用管理科学的理论和方法来探索如何通过最佳卫生服务把卫生资源和科学技术进行合理分配并及时提供给全体人民，最大限度地保障人民的健康。

4.卫生事业管理的任务和内容

任务：贯彻执行国家的方针、政策；增强卫生事业的活力，调动卫生机构和卫生人员的积极性，提高卫生服务质量和效率，为人民健康服务，为社会主义现代化建设服务。

主要内容：①卫生政策：公共政策与公共管理、卫生政策的制定、政策分析、政策评价、中国卫生政策的发展等。②卫生组织：组织机构与设计、卫生组织、组织文化、组织环境、组织绩效、组织变革与创新、组织再造是组织管理的重要内容。③卫生资源：人力资源管理、卫生投资决策、卫生预算管理与财政补贴、医疗设备和医疗技术准入与管理和卫生信息管理。

（二）卫生事业管理学

卫生事业管理学是研究卫生事业发展规律和宏观卫生发展规划，寻求最佳卫生服务，科学合理地配置和使用卫生资源，最大限度地满足人们对医疗预防保健需求的一门学科，也是预防医学专业的一门重要课程。通过本课程的学习，掌握卫生事业管理学基本原理，卫生改革和发展的方针、政策，卫生计划和评价的基本理论、方法，卫生组织现状和管理，卫生人力管理，卫生服务研究方法，信息系统基本理论和在卫生管理中的应用；并具备分析和解决卫生领域实际问题的能力。

二、卫生事业管理学的学科特点

卫生事业管理学的学科是一门多学科理论、方法和知识相交叉的应用型学科。其特点是：综合性、理论性、实践性很强。

三、卫生事业管理的相关学科

1.管理学

管理学是一门指导人们从事管理工作的学科。管理学是一门综合性学科，涉及哲学、心理学、人类学、社会学、政治学、经济学、历史、生理学、伦理学、数学、统计学、运筹学、系统学、会计学、理财学、工艺学、计算机应用学、教育学和法学等学科。管理学是一门具有艺术性的学科。卫生事业管理学中的很多理论来源于管理学，并将其在卫生领域充分利用。

2.社会学

社会学是一门利用经验考察与批判分析来研究人类社会结构与活动的学科。社会学家通常将经济学、政治学、人类学、心理学等一起并列于社会科学来进行研究。社会学的研究对象范围广泛，小到几个人面对面的日常互动，大到全球化的社会趋势及潮流。社会因素对卫生事业的发展起着举足轻重的作用。此外，社会学的研究方法也是卫生事业管理学常用的研究方法。

3.卫生经济学。

卫生经济学是研究卫生服务、人民健康与社会经济发展之间的相互制约关系、卫生领域内的经济关系和经济资源的合理使用，以揭示卫生领域内经济规律发生作用的范围、形式和特点的一门学科。

4.卫生统计学

卫生统计学是应用概率论与数理统计的原理和方法，研究卫生事业管理与卫生经济中出现的不确定性现象的一门应用学科，是一门重要的定量研究工具。运用统计分析可以发现医疗和卫生事业中客观存在的规律，对相关结论进行适当的量化，得到科学的结论，可以培养学生的统计思维和严谨的科学态度。

5.卫生法学

卫生法学是卫生法的荟萃和精华，是一门新兴的正在发展中的交叉学科。卫生法学内容主要包括：卫生法学基础、医疗机构管理制度、执业医师和执业药师及执业护士管理法律制度、传染病防治法律制度、职业病防治法律制度、食品卫生法律制度、突发公共卫生事件应急法律制度、公共卫生监督法律制度、药品管理法律制度、医院管理法律制度、医疗事故处理法律制度、血液及血液制品法律制度、母婴保健法律制度、医疗废物管理制度等。

四、卫生事业管理的意义

卫生事业管理学是一门政策性很强的学科，学生的学习必须结合卫生改革和发展的形势。卫生事业管理学对我国卫生事业的发展必将产生积极的影响，在总结卫生事业的发展规律，制定适宜的卫生政策，推动卫生机构的改革，建立新的管理体制、运行机制等方面发挥越来越重要的作用。

第三节　卫生管理的基本原理与常用方法

一、定性研究法

定性研究法是根据社会现象或事物所具有的属性和在运动中的矛盾变化，从事物的内在规定性来研究事物的一种方法或角度。它以普遍承认的公理、一套演绎逻辑和大量的历史事实为分析基础，从事物的矛盾性出发，描述、阐释所研究的事物。进行定性研究，要依据一定的理论与经验，直接抓住事物特征的主要方面，将同质性在数量上的差异暂时略去。

（一）定性研究的特性

定性研究基于一种假设，即人类行为是由人类对外界的刺激而产生的有思想、有意义的反应所构成的。事物对人们的意义不同则反应不同。意义不是静止的，而是动态的，是与时俱进的。正因为这样，世界才充满活力，丰富多彩。不过，在人们的行为中，也不难发现规律与模式，将世界规律化和模式化是人类与生俱来的天性。也正因为这样，真理被视为是相对的、特定的。今天被认为是真实可靠的事物，也许在明天，或若干年后就不再是真实的了。对于一种环境的某一群人来说是真的事物（如相信上帝是存在的），但对不同环境的另一群人来说也许不再是真的。

定性研究最大特征之一是尽可能在自然环境中研究和发现意义。例如，听音乐的意义因人而异，随着听音乐的环境不同其意义也不同，定性研究者希望研究这些不同的意义，并从中找出一些共性的东西。同样是一首乐曲，在音乐厅里欣赏和在校园里播放意义是不同的。相同环境欣赏同一首曲子，有些人可能欣赏它的旋律，有些人可能欣赏它的意境，有些人可能会与某种情景联系在一块来欣赏。对于定性研究者来说，像"您昨天晚上听音乐了吗?请在'是'或'非'上打钩"之类简单的二选一问题，无法显现个体的、不同情景中的听者其欣赏行为之间的细微差别。

因此，为了了解事物在不同环境中的意义，定性研究者在自然场所进行研究，比如在家中、图书馆、医院、街头等。简而言之，即在所研究的行为自然发生的任何场所进行研究。

定性研究的第二个特征是从被研究者的角度来观察世界和事物。定性研究者相信，他们自身对世界所持的特殊看法可能与他们要研究的某一群体相距甚远。为此，定性研究者必须暂时搁置他们对事物意义的看法，而将注意力集中在对研究对象的不断观察、访问和交谈上。在研究过程中，他们通常把研究对象视为参与者，只有通过对参与者来说是自然状态的观察和资料收集方法，才能真正了解到参与者心目中的世界，而格式化的问卷和评分式的量表是研究者眼中的世界。定性研究不需要像定量研究那样收集可验证的硬数据，而主要是收集一些语言和视觉资料，这些资料是"有效、真实、丰富和厚重的"。当然，定性研究并不是排斥定量研究，也不反对数字、计算及统计。只是这丰富多彩的世界里，往往不是都由统计分析所构成。

定性研究以人类的洞察力去发现收集到的资料中所呈现出的规律与模式。研究者的解释是否正确，检验方法之一是将它们提交给研究对象，看他们是否同意这些看法。

定性研究侧重和依赖对事物的含义、特征、隐喻、象征的描述和理解；定量研究侧重对事物的测量与计算。为此，可以说，定性研究是用文字，而不是用数字和量度来描述现象；与此相反，定量研究是用数字和度量，而不是用文字来描述现象。

从研究的范式看，定性研究从属于自然主义（人文主义）范式，其研究要求在自然的环境和条件中进行，研究结果和意义也只适用于这种特定的环境和条件。其方法的核心是整体地理解和解释自然情景。定量研究从属于实证主义，其研究范式接近于科学范式。

从研究逻辑基础分析，定性研究属于归纳分析，它以描述性分析为基础，在特殊情景中归纳出一般的结论；定量研究则相反，它从一般原理推广到特殊情景，其属于演绎分析。

从理论上分析，定性研究通常与理论建构的目标相伴随，它不强调去研究开始时对所研究的问题有一种明确的理论基础，而是在研究过程中逐渐发现和形成理论。随着研究的不断深入，理论不断被选择、被修正，甚至被放弃。定量研究则常常被用于理论检验，它从一开始就倾向以理论为基础。

在分析方法上，定性研究侧重文字描述；定量研究偏向统计分析。在研究方法上，定性研究以实地研究为主；定量研究以实验研究和调查研究为主。在资料收集方法上，定性研究主要通过观察、访谈来获取信息；定量研究则通过量表、问卷调查和结构观察等获取信息。

（二）定性研究方法

定性研究有各种各样的方法，最常用的方法包括观察法、访谈法、文献分析法、德尔菲法等。

1.观察法

（1）观察法的概念及其类型。卫生管理研究与对自然现象的研究一样，离不开观察。观察法是最纯粹的定性研究方法，也是一切科学研究的基本方法之一。在卫生管理中，与日常生活中人们对各种事物的观察不同，研究者是带着明确的目的性，用自己的感官和辅助工具去直接地、有针对性地、亲临其境地了解、体察正在发生、发展和变化着的事物和现象，最终对所观察到的事实作出实质性和规律性的解释。

按照观察法研究中研究者所处的位置和充当的角色，可以将观察分为局外观察和参与观察；按观察地点的不同可将观察区分为实验室观察和实地观察；还可以根据观察方法的结构程度将观察分为结构式观察和无结构观察。

①参与观察与局外观察：参与观察是指研究者进入研究现场，通过观察、交谈和与研究参与者一起活动，试图像研究参与者一样理解世界的观察。参与观察法始于人类学家的研究。人类学家为了科学研究，他们告别家人，长途跋涉到一些遥远的岛屿上，花几年时间研究土著文化，这是最经典的参与观察法。不过，也可以在所限定和更方便的基础上，对团体行为进行参与观察。例如，你想研究医院门诊服务中的病人在等待上要花多少时间，可以选择门诊病人群体，观察他们在整个诊疗过程中的时间分配。你可记下他们进入门诊部的时间、记下排队等待挂号的时间、等待医生看病的时间以及排队等待计费、排队等待取药、排队等待检查等的时间分配。你可以同时观察门诊病人之间的互动，并记下他们对整个诊疗过程的评价，尤其是对等候时间的评价。你可能还要访问许多参与者，并连续观察好几个星期，以确保所观察到的是具有代表性的行为，直到不再需要观察为止（即已达到信息饱和，似乎没有什么新鲜事情会出现）。你的第一个观察阶段可能会持续一到两个小时，这会提示你用什么形式的观察以及收集什么类型的资料会有用。参与观察很花时间，而且常常不太方便，但是，如果你真心想了解某一现象的全部形态与构成，它的优点胜过任何缺点。参与观察法的研究者通常不是从对研究主题的先验印象和一整套测量工具开始，而是经常在收集资料的过程中形成他们的概括、归纳与方法论。他们依靠的是研究对象对其"文化"的阐释。研究者开始是带着问题到实地去寻求资料和"理论性的解答"。

局外观察也称为非参与观察，即观察者处在被观察群体或被观察现象之外，完全不参与其活动，尽可能地不对群体或环境产生影响。形象地说，局外观察就是"袖手旁观"，就是"坐山观虎斗"。最理想的局外观察是观察者隐蔽起来观察，使被观察者一点也意识不到有研究者在场。这种方法常用来研究儿童的行为，或用于研究公共场所及公众闲暇活动中人们的行为。在一项研究的最初阶段，人们有时也采用这种观察方法去了解最基本的情况，以帮助形成问题的焦点或研究的假设。

②实地观察与实验室观察：实地观察是指在现实生活场景中进行的观察。它是一种直接的，不借助其他工具或仪器的观察。在卫生决策如农村卫生决策前，决策者往往要分头到各个有代表性的农村地区进行调研。其中深入农村，直接考察农民群众的生活环境、工作环境、健康状况及卫生服务的需求与供给情况等，就是一种实地观察。通过实地观察，往往可以获得宝贵翔实的第一手资料，对决策者的决策思考有很重要的帮助作用。

实验室观察是指在配备有各种观察设施的实验室内，对研究对象进行的观察。这种观察方法在心理学研究中经常使用，也常用于社会学及其他学科的研究。

在这种实验室中，研究者一般是借助一种单面镜来进行观察。镜子里面的人看到的是一块不透明的黑板，而镜子外面的人看到的是一块普通的透明玻璃。里面的人看不到外面，而外面的人却可以看到里面。若这块玻璃是在两个房间之间，则实验室里的人看不到隔壁房间的情况，但隔壁房间的研究者则可看到实验室的情况。此外，实验室各个不同的方向都装有隐蔽的摄像头，研究者可以根据需要拍摄下室内的各种活动内容。由于实验室观察需要一定的条件，观察研究的范围和对象也受到一定的限制。因此，这种方法应用的较少。

③结构观察与无结构观察：结构观察指按照一定的程序、采用明确的观察提纲或观察记录表格对观察对象或现象进行的观察。通常，结构观察多采取局外观察的方式进行，其观察的内容是固定的；观察记录表类似于结构式问卷，观察者根据统一要求，对每一个观察对象进行统一的观察和记录。

无结构观察指的是没有任何统一的、固定不变的观察内容和观察表格，完全依据现象发生、发展和变化的过程所进行的自然观察。无结构观察多采取参与观察的方式进行。

（2）参与观察中观察者的角色。在参与观察中观察者可以采取两种不同的角色。一种是"作为观察者的参与者"，这种角色是指研究者的身份对于所研究的群体来说是公开的，研究者也受这一群体的接受，允许他参与他们的群体活动，使他能够进行观察和研究。这种角色的最大优点是，研究者能够相当公开地进行观察和询问他所关心的问题，受到的限制较少。其主要缺点是，由于被观察的人们十分现实地感到他们正在被观察，所以，他们的行为、活动往往受到影响，表现出不正常的情况。

另一种角色是"完全的参与者"，或隐蔽观察者，即研究者将自己的真实身份隐蔽起来，而以所观察的社区或群体中一个真实成员的身份去参与其中并进行观察。这是一种虚伪角色的形式。这种角色的最大优点是，研究者既能生活在被研究对象的生活环境之中，又能隐蔽地进行观察和了解被研究对象的行为表现。因此，所观察到的人们及其表现都比较真实且自然。它的主要缺点是涉及伦理道德问题，人们会认为研究者为了研究目的而欺骗了研究对象，剥夺了他们的"知情同意"权。

（3）参与观察法的特点及其应用。①参与观察法的优点是明显的：在研究过程中，研究者不会把自己的看法和现实强加于他试图了解的那个世界；这种方法没有"先入为主"；它获得的现实与图像最真实；这种方法最利于研究者"设身处地"地理解被观察者。②参与观察法也常常受批评，认为缺点明显：这种方法得到的资料往往缺乏可信度。作为一种研究方法，它的程序是不明确的，它的观察是无系统的，它的资料是不能量化分析的，其结果是不能重复的。另外，参与观察法在很大程度上依赖观察者的敏感性、领悟能力和解释技巧。观察结果受主观因素的影响大。观察法还存在一种危险：一旦观察者陷得太深可能会失去观察的超然性和敏锐性，并变得过于想当然。③参与观察法作为定性研究的方法之一，有其自身的特点与不足。参与观察法通常不是为了验证某种理论或假设，它的目的是对现象发生的过程进行直接的观察，收集详细的资料，从而对观察的事物有个比较深入的理解。为此，参与观察不需要事先假设，研究过程不受特定限制，在观察过程中还常常会发现原先始料未及的资料，得到意外的收获。但是，由于参与观察可能会产生信度不足、观察偏差及推论局限等问题。因此，在应用上应注意观察的时间，应花相对长的时间来观察，以便尽可能全面了解观察的现象或群体。④参与观察法能否成功主要取决研究者能否真正参与，能否被研究群体所接受。为此，研究者应尽最大可能，作必要的解释，尽最大限度地取信于被研究群体。⑤参与观察的研究者应处理好角色转换问题：在研究时需要"融进去"，在资料收集、分析及归纳总结时，又要能"跳出来"，做到"当局者清"，自始至终保持研究者所应具有的那种客观、中立的观点。

综上所述，根据参与观察法的特点，在运用该方法时应做到：一是尽快"融入"被观察群体，与他们"打成一片"；二是不带偏见，永远保持研究者所应有的客观、公正的科学态度；三是善于发现问题、分析问题，由表及里、由浅入深，不被当局所迷；四是坚持参与观察原则，保证有足够的时间和样本量，使观察结果可信可靠，推论确切无误。

2.访谈法

当参与观察太费时间或太费经费、通过协商仍然无法进入研究场地，或者研究对象的行为不适合进行观察时，研究人员可采用与研究对象进行深度访谈的方法来收集资料。

深度访谈又称无结构访谈，它与结构访谈相反，并不依据事先设计的问卷和固定的程序，而是只有一个访谈的主题或范围，由访谈员与被访者围绕这个主题或范围进行比较自由的交谈，直到信息量饱和为止。深度访谈适合并主要应用实地研究。

它的主要作用在于通过深入细致地访谈，获得丰富生动的定性资料，并通过研究者主观地、洞察性地分析，从中归纳和概括出某种结论。

根据访谈的性质，可以将深度访谈细分为正式访谈与非正式访谈两种。正式访谈是指研究者事先有计划、有准备、有安排、有预约的访谈。非正式访谈指的是研究者在实地参与研究对象社会生活的过程中，随时碰上的，无事先准备的，更接近于一般闲聊的交谈。记者采访大会代表就属于这种类型。

根据被访谈对象的数量，无结构访谈又可分为个人深入访谈和焦点团体访谈两种。个人深入访谈是由一位访谈员同一位被访者进行单独交谈；而焦点团体访谈则是指若干个别研究对象集中在一起进行的访谈。

（1）个人深入访谈。个人深入访谈的应用范围不是很广泛，但在某些情况下，其作用非常重要，如对重大决策者的访谈、对某一重大事件唯一知情人的访谈，其作用是不可替代的。

在进行个人深入访谈时，访谈者可用一份事先拟好的访谈提纲进行访谈。一般来说，访谈的主题只有一个，分成4～6个问题，逐步深入谈下去，时间控制在20～30分钟。访谈时，根据要求一般需要进行现场录音，这要征得被访者的同意。在中国民营医疗机构的作用与范围项目研究中，我们对卫生局长、医院院长的个人深入访谈时，的确能从他们身上发现关于这个问题的真知灼见。

访谈完成后，要尽快对录音进行整理和分析，从中得到有益的结论。

（2）焦点团体访谈。焦点团体访谈起源于社会学的群体访谈和历史学中的口述研究。它具有很多个别访谈所没有的优势，可以发挥一些比较独特的作用，主要包括以下几点：

①访谈本身作为研究的对象：在焦点团体访谈中，参与者被鼓励相互之间进行交谈，而不仅仅是向研究者谈话。因此，研究者可以将访谈本身作为研究的对象，通过观察参与者之间的互动行为来了解他们在个别访谈中不会表现出来的行为。

②对研究问题进行集体性探讨：焦点团体访谈除了可以被作为研究的对象，还可以在一个集体的环境中调动参与者一起对研究问题进行思考。大家通过相互补充、相互纠正，讨论的内容往往比个别访谈更具有深度和广度。

③集体建构知识：传统意义上的个别访谈主要是基于一种个体的实证的知识建构方式，认为在个体身上存在一些"知识"，需要研究者想办法去挖掘。而在一个理想的焦点团体访谈中，参与者不是单独地对着研究者说话，而是自己相互之间进行交谈，

参与者相互之间的激励和刺激是产生思想和情感的主要手段。在这种互动中，参与者的视角会通过集体的努力而得到扩展，进而接触到更加具体的知识内容，深入到更加深刻的认知模式、人际情感和价值判断，并引发出个人以往经验和现有意义之间的联系。焦点团体访谈不仅可以将群体成员的认识往前推进，共同建构新的知识，而且可以加强群体成员之间的了解，消除彼此的隔阂。

虽然焦点团体访谈与个别深入访谈相比可以节约时间、在较短的时间内获得较丰富的信息、研究者的控制比较少、可以给参与者比较大的自由。但它也有其自身的弱点：在一个群体中，总是有人比较喜欢出头露面，夸夸其谈，同时，也有些人比较含蓄、害羞、不善言谈。后者会感到心理上受压抑，没有机会像在个别深入访谈时那样比较充分地发表自己的意见。

焦点团体访谈一般由8～12个人组成，男女同组，根据研究要求在同质性较强的人群中随机抽取。在事先安排好的地方进行访谈。无论采取什么具体的策略，访谈都应该以轻松、愉快的方式开始。访谈开始时，研究者可以对自己的研究项目作一个简短的介绍，其中包括研究单位、研究目的、处理结果的方式、志愿原则和保密原则等。此后，研究者还应表明团体访谈的基本原则，如A．一次只允许一个人说话，旁人不要"开小会"；B．所有的人都有机会发言，不要让少数几个人统治会场；C．参与者可以自己组织讨论，不必等待研究者介入，发言的人要面对大家，而不是只对着研究者一个人；D．讨论的问题应该比较集中；E．尽量用自己的语言；F．每个人的意见都很重要，没有好坏之分。访谈结束时，研究者可以请每位参与者简单地总结一下自己的看法，或者补充自己想说而没有机会说出的话。

一个"成功的"焦点团体访谈应该达到如下几方面的效果：A．所有参与者积极参与讨论，针对有关议题激发出最大限度地反应；B．参与者相互之间平等对话；C．参与者的回答问题生动、充分而具体，有一定深度，反映了他们自己对有关议题的感受、认知和评价，而不只是泛泛而谈。

（3）进行深度访谈的要点。①访谈前要对访谈的主要目标和要了解的主要内容有一个明确的认识。只有在访谈前做到心中有数，才能在访谈中主动地掌握和引导好整个访谈的进程。一种有效的方法是备好访谈提纲，针对访谈提纲的内容进行预试，把握进度和表达方式。尤其对小组焦点访谈，更要进行培训。主持人（访谈员）要善于组织、引导受访者回答问题，但又不能诱导他们回答问题，不要渗入个人观点。访谈提纲应写在笔记本上，或有专门的访谈卡，以便随时对照，以免出现错误。②访谈前最好对被访者的背景情况有个大体的了解，以便访谈员"针对什么人讲什么话"，尽快缩小访谈员与被访者之间的心理距离，快速进入角色，增加共同语言，建立融洽氛围。③以方便被访者，要尽可能减少不必要的麻烦为原则。深度访谈会占用被访者的时间和精力，尤其是小组焦点访谈，让一组人（8~15人）等待访谈者，或长途跋涉来接受访谈是不合适的。因此，实际操作中，访谈的时间和地点应以方便被访者为原则。访谈员在访谈之前应作自我介绍，并讲明访谈的目的和意义，表示打搅被访者的歉意，访谈结果后应感谢被访者，可能的情况下应赠送小礼物或纪念品。④以饱满的热情、专心的态度完成整个访谈。访谈是一种艺术，访谈员专心致志的投入、认真的工作态度和谦逊的精神可以打动被访者，他们会乐于与你配合。在访谈过程中，应注重原始记录的完整性。因此，最好是在征得被访者同意的情况下，进行录音，与此同时，也要做笔记，尤其是小组访谈，不做笔记光靠录音还不够。因为录音整理时，你已分不清这些声音具体来自谁。若有笔记记下被访者的姓名或特征、记下录音带的位置，录音整理就可对上号。⑤保持资料的原始性和完整性。所有访谈过程用过的资料、记录、录音等，均要保持完好，其他资料如图片、相片、收集到的相关材料等均需一并保存。录音材料的听写要求一字不漏、原汁原味，录音整理过程中不要加入任何个人的说明、解释或语言修饰，以体现资料的原始性和客观性。

（4）控制访谈的方法。访谈控制是访谈过程中最重要、最难掌握的技巧，也是整个访谈中最关键的环节之一。一般而言，应从以下几方面做好访谈控制工作。

①提问控制：包括对内容转换的控制。当访谈的内容从一个方面（或一个主题）

转到另一个方面（或另一个主题）时，访谈员有责任，也有意识协助被访者进行这种转变。转换时应该在语言上有个过渡，或与被访者就上一方面的问题来一个简要的小结，接着再提醒进入下一个访谈；内容不要在被访者没有任何思想准备的前提下突然转变谈话主题。当感到被访者对问题含义不理解、不清楚或有误解时，可通过重复问题来帮他们理解；当访谈员对被访者的回答有疑问时，也可通过重述其回答和追问来确证；当感到被访者回答不全时，可通过停顿不语或追问来引导被访者继续谈下去；掌握提发问和插话的时机，通过适时插话和提问来巧妙地掌握和控制访谈的进程和时间分配。

②表情与动作：访谈员通过自己的各种表情和动作可以表达一定的思想和感情，从而达到对访谈的控制。

③访谈员自身的素质：访谈员自身的素质高低，直接关系到访谈的成败。如果访谈员是一名很有声望的学者，很受当地领导的尊重，他们学识渊博，语言精练、幽默，有动人的语言表达能力，那么访谈成功的可能性就很大，同时访谈的进程就很容易控制。相反，若被访者是一个在校生，让他主持对主治以上医生的访谈，当谈到深层次的业务时他自己都不知可否，那么他就很难取得被访者的信任，也就不容易控制访谈的进程。

3.文献分析法

文献分析是定性研究者试图了解事物对其他人意义的另一种方法。它使研究者能够知晓过去事物被诠释或理解的方式。私人日记、报告、手稿、备忘录、报纸、契约、录音、信件、电影、多媒体等，都是重要的文献分析对象。

（1）内容分析。内容分析是20世纪才开始兴起的一种新的文献分析研究方法。它通过考察人们所写的文章、书籍、日记、信件；所拍的电影、电视及照片；所创作的歌曲、图画等，来了解人们的行为、态度和特征，进而了解和说明事物的结构和情景的变化。它产生的基础是信息的急剧扩大。

（2）二次分析。二次分析也称第二手分析，指的是对那些由他人原先为别的目的收集和分析过的资料所进行的新的分析。这种新的分析主要有两种类型，分别有着两种不同的研究目的。一种是从别人为研究某一问题而收集的资料中，分析与该问题所不同的新问题，即把同一种资料用于对不同的问题的分析和研究。另一种则是用新的方法和技术去分析别人的资料，以对别人的研究结果进行检验，即用不同的分析方法处理同一种资料，看看能否得出相同的结论。

二次分析的优点是：①省时、省钱、省力；②特别适合于比较研究和趋势研究。

二次分析的缺点是：①所用资料的准确性或适用性不足；②研究者所需要资料可能在现有资料中找不到。

4.特尔菲法

特尔菲法，又称德尔菲法，是美国兰德（Rand）公司于1964年发明并首先使用的一种定性技术预测方法。德尔菲是一座古希腊城市，因有阿波罗神殿而出名。相传每年众神都要来德尔菲聚会，以占卜未来。德尔菲法因此得名。

德尔菲法是一种应用广泛的预测方法。它既可用于科技预测，也可用于社会、经济等领域的预测；既可用于短期预测，也可用于长期预测。有些学者认为，它是最可靠的预测方法。

在长远规划者和决策者心目中，德尔菲法享有很高威望，并逐渐成为一种重要的规划决策工具，因而在国外得到了广泛的应用。据一些统计数据表明，德尔菲法在各类方法中的应用比例在不断攀升。

1980年以来，我国许多单位采用了德尔菲法进行了一些经济预测、决策分析和编制规划的工作。机械工业部自动化所开展的机械生产自动化预测也采用了德尔菲法。

（1）德尔菲法的特点和程序。德尔菲法是专家会议法的改进和发展。它与专家会议法相比，有如下几个特点：①匿名性：德尔菲法采用匿名函询的方式征求意见。应邀参加预测的专家不需相见，因此，在发表个人意见时没有任何心理顾虑，也不受他人影响。专家可以参考前一轮的预测结果以修改自己的意见，丝毫不用顾及自己的威望受损。②反馈性：德尔菲法在预测过程中，要进行3～5轮征询专家意见。预测机构对每一轮的预测结果做出统计、汇总，提供有关专家的论证依据和资料，作为反馈材料发给每一位参与咨询的专家，供下一轮预测时参考。由于每一轮预测之间的反馈和信息沟通，可进行比较分析，因而能达到互相启发，提高预测准确度的目的。③预测结果的统计特性：为了科学地综合专家们的预测意见和定量表示预测的结果，德尔菲法采用了统计方法对专家意见进行处理。

德尔菲法的预测程序是：①建立预测领导小组，编制预测；②确定预测主题和预测项目；③选择专家；④设计调查表进行第一轮预测；⑤轮间反馈；⑥编写预测结果报告。

（2）运用德尔菲法的几个技术问题。为了充分发挥德尔菲法的长处，有效地进行预测应注意如下几个技术问题：①设立预测机构：预测机构一般称为某预测项目领导小组，它的任务是对预测工作进行组织和指导，拟订征询调查表，对各轮专家意见汇总整理，对预测结果的统计处理和编写预测报告。②对德尔菲法作出充分说明：由于德尔菲法并不是人尽皆知，领导小组应阐明德尔菲法的实质、特点，以及轮间反馈的作用。另外，为使专家能全面了解情况，征询调查表应有前言，用以说明预测的目的和任务，并示范说明如何回答表中的项目。③征询的问题要集中，征询项目应按等级排队，先综合后局部。同类项目中，先简单后复杂，由浅入深排列，便于思维分析，易于引起专家兴趣。④调查表应简练明确。调查表提出的问题不要太多，一般认为问题数量在 25 个以下为宜。用词要确切，避免使用缺乏定量概念的用语。调查表上还可留有余地，以便专家阐明有关看法和意见。⑤支付适当报酬。国外在 20 世纪 60 年代开展德尔菲法预测时，绝大部分没有给专家应有的报酬，影响了专家的积极性。因此，应注意给予专家适当的物质报酬或名誉，以资鼓励。

（3）专家意见的统计处理。一般认为，专家意见的概率分布符合或接近正态分布，这是数据处理的重要理论依据。20 世纪 60 年代末，美国曾进行了几项试验，证实专家意见的概率分布可用正态分布描述。①对数量和时间答案的处理：当预测结果需要用数量或时间表示时，专家们的回答将是一系列可比较大小的数据或有前后顺序排列的时间。常用中位数和上、下四分位的方法处理专家们的答案，求出预测的期望值和区间。②对等级比较答案的处理：在征询专家意见时，常常有请专家对某些项目的重要性进行排序。③对主观概率的统计处理：所谓主观概率，是预测者对某个未来事件发生的可能性大小作出的主观判断预测值。各专家作出的主观判断预测值常常不相等。主观概率的加权平均值（以人数为权重），可以作为专家集体的预测结果。

（4）对德尔菲法的评价。德尔菲法预测的实质是利用专家的主观判断，通过信息沟通间反馈，使预测意见趋于一致，逼近近似值。自应用德尔菲法以来，在大多数情况下，专家的意见都能趋向一致，预测结果具有收敛性。在少数情况下，无法取得一致意见，这常常可以发现预测意见按不同的学派观点而互相对立。即使这样，也能使预测者的见解明朗化，有利于对问题的深入研究。

德尔菲法具有如下优点：①德尔菲法不受地区和人员的限制，参与的专家可以来自任何地区，具有广泛性和代表性。②德尔菲法的应用很广泛，既可用于经济、社会的发展预测，也可以用于卫生事业管理等专门领域。③德尔菲法费用低廉，用较少的经费，往往可以得到理想的效果。④德尔菲法能引导思维，自成体系，是一种预测的系统方法。⑤在缺乏足够资料的领域中，有时只能使用德尔菲法这类专家预测方法。因此，它具有其他方法不能替代的独特应用特征。⑥随着 E 时代的到来以及远程医学的发展，德尔菲法可被广泛用于远程医疗卫生服务之中。⑦德尔菲法不仅可用于预测，还可用于工程项目的评价。例如，我国 1978 年引进年产 30 万吨乙烯装置的论证，其中一种方法就是德尔菲法。论证结束后，曾征询 35 位专家的意见。回答的 33 人中，有 32 人认为应用德尔菲法是适宜的，只有 1 人认为此方法不够完善。这项论证为当时上海石化总厂投建 30 万吨乙烯成套工程提供了决策依据。

事物总是一分为二的，德尔菲法也存在某些缺点，主要是：①预测结果受主观认识的制约。预测精度取决专家的学识、心理状态和对预测对象的兴趣程度。②专家思维的局限性会影响预测的结果。专家一般在某个专门领域工作，对相关学科和领域的成就、进展了解不多，也不够深入，参与预测可能会局限于有限的框内思维。③德尔菲法在技术上还不够成熟。如专家的概念没有标准，因而在选择专家时容易出现偏差。意见征询表的设计难以掌握，致使有的征询表内容粗糙。

了解德尔菲法的优点，同时认识它的不足，有助于预测人员更恰当地使用这种方法。

5.头脑风暴法

头脑风暴法指参加咨询会议的专家可以就某一问题进行暴风雨式、无拘无束、自由奔放、极尽其所能的思维，在大家畅所欲言的基础上进行归纳总结，梳理出创造性的建议和设想，为决策者提供有用信息。其具体做法是：

（1）召集不同专业领域的专家5～15人开会。

（2）主持人故意不明确会议的主题，也不事先说明此次会议的目的，而是就某一方面的总体议题提请大家发言，鼓励和启发大家提出方案。会上主持人不发表自己的意见，也不引导争论，只要大家提建议，越有创新思维越好。

（3）会议时间一般为30～60分钟，也可适当延长，一般来说，到信息饱和为止。会议期间对每位发言者有时间限定，允许多次发言和补充。会上有专门记录。

（4）会后组织人员对会议记录进行整理分析，寻找创新意见，并总结出趋向性结论。

这种方法的优点是与会专家互相启发、互相影响、互相激发，产生连锁反应和创造性思维，能在较短的时间内解决某个问题，为某个项目的决策提供专家意见，具有一定的趋向性。

缺点是这种方法缺乏足够的时间准备，与会专家没有机会查阅文献，寻找理论依据，只能根据自身的阅历和经验临场发挥，属于直观预测方法；专家见解受个人经验、学识水平和应急思维能力的影响，也容易受在场权威人士观点的影响。

（三）定性研究资料分析

并非所有的资料分析都需要计算机。有时对于资料进行定性评价，反而是最恰当的。首先，定性研究开始时就得检验可能服从于某一一般假设的资料。譬如，你想检验某一医疗单位领导集体的形态，可以采取检验会议记录的办法，看谁可以一提出动议马上就获得通过。结果，初步检验的情况可能会告诉你，有权威者的动议最容易通过。其次，分析的第二个阶段是要试图从资料中找出与初始假设相矛盾的案例。最后，必须再次考察这些矛盾的案例，作出决断：放弃初始假设，或是修改假设。

巴比在矛盾案例分析中发现，每一位并不富有的社团领导者都具有高学历（硕士学位），而无法成为领导者的富人则只有一般教育程度。这与初始假设富人容易成为领导有矛盾。那么，可以修改假设，将教育及财富视为成为社团领导者的两项条件。也许，分析又会发现一些成为领导者的途径，如白领阶层、高收入者以及拥有高学历者等。除此之外，那些最有钱或者教育程度最高的人，都是最活跃的领导者。以上这种过程，就是分析归纳法。由于它一开始便进行观察，所以具有归纳的性质。再者，因为它不仅描述，而且试图找出模式以及变量间的关系，因此具有分析的性质。显然，像其他分析方法一样，这种分析方法也存在有危险性。最主要的危险就是将观察结果分错类别，以致产生意外的假设。例如，研究者可能会错误地认为没有大学学历就不能成为领导者，或认为工厂领班也算是白领阶层等。

避免这些错误的技巧是：①如果有足够的案例，那么应该从每种类别中随机地进行选择，以免只挑选那些最支持假设的案例；②对于每提出的一种主张，至少列出三个案例；③让非研究者来检查研究者的分析陈述，看看他们能否同意；④报告所有与研究发现相矛盾的案例，诚实地对待现实。

（四）撰写定性研究报告

定性研究报告的撰写没有单一形式，因其内容的丰富而深入、厚重。许多定性研究是以书本形式为成果的，而非以期刊论文形式公诸于世。不管形式如何，定性研究者应做到：

1.说明研究如何进行，用于组织资料的概念是如何发展的。

2.用足够的观察和论述来解释这些概念。

3.说明这个报告与其他研究之间的联系，或者说明他们之间没有联系。报告的目的是说明各个概念之间的关系，而不是提交一份有关每一项发现的详细清单。

定性研究报告还以不同方式进行文献探讨。有些人喜欢使用标准报告格式进行论述，即在报告一开始，就通过文献评述阐明重要性并提供背景；有些人更喜欢将文献资料穿插在自己的分析中，以显示自己的发现与其他研究有所关联。另一些研究者在完成自己的研究报告之前不喜欢回顾文献，因为了解了他人的概念，可能会影响自己对某一特定情况下发生的事件的独特敏感性。

二、定量研究法

定量研究是与定性研究相对的概念，也称量化研究，是社会科学领域的一种基本研究范式，也是科学研究的重要步骤和方法之一。

定量研究法是指确定事物某方面量的规定性的科学研究，就是将问题与现象用数量来表示，进而去分析、考验、解释，从而获得意义的研究方法和过程。定量，就是以数字化符号为基础去测量。定量研究通过对研究对象的特征按某种标准作量的比较来测定对象特征数值，或求出某些因素间的量的变化规律。由于其目的是对事物及其运动的量的属性作出回答，故名为定量研究。定量研究与科学实验研究是密切相关的，可以说科学上的定量化是随着实验法产生的。

三、系统分析法

系统分析法是指把要解决的美国问题作为一个系统，对系统要素进行综合分析，找出解决问题的可行方案的咨询方法。兰德公司认为，系统分析法是一种研究方略，它能在不确定的情况下，确定问题的本质和起因，明确咨询目标，找出各种可行方案，并通过一定标准对这些方案进行比较，帮助决策者在复杂的问题和环境中作出科学抉择。

系统分析方法来源于系统科学。系统科学是 20 世纪 40 年代以后迅速发展起来的一个横跨各个学科的新的科学部门，它从系统的着眼点或角度去考察和研究整个客观世界，为人类认识和改造世界提供了科学的理论和方法。它的产生和发展标志着人类的科学思维由主要以"实物为中心"逐渐过渡到以"系统为中心"，是科学思维的一个划时代突破。

系统分析法的具体步骤包括：限定问题、确定目标、调查研究、收集数据、提出备选方案与评价标准、备选方案评估和提出最可行方案。

1.限定问题

所谓问题，是现实情况与计划目标或理想状态之间的差距。系统分析的核心内容有两个：其一是进行"诊断"，即找出问题是什么及其产生原因；其二是"开处方"，即提出解决问题的最可行方案。所谓限定问题，就是要明确问题的本质或特性、问题存在范围和影响程度、问题产生的时间和环境、问题的症状和原因等。限定问题是系统分析中关键的一步，因为如果"诊断"出错，以后开的"处方"就不可能对症下药。在限定问题时，要注意区别症状和问题，探讨问题原因不能先入为主，同时要判别哪些是局部问题，哪些是整体问题，问题的最后确定应该在调查研究之后。

2.确定目标

系统分析目标应该根据客户的要求和对需要解决问题的理解加以确定，如有可能应尽量通过指标表示，以便进行定量分析。对不能定量描述的目标也应该尽量用文字说明清楚，以便进行定性分析和评价系统分析的成效。

3.调查研究、收集数据

调查研究和收集数据应该围绕问题起因进行，一方面要验证有限定问题阶段形成的假设；另一方面要探讨产生问题的根本原因，为下一步提出解决问题的备选方案做准备。

调查研究常用的有四种方式，即阅读文件资料、访谈、观察和调查。

收集的数据和信息包括事实、见解和态度。要对数据和信息去伪存真，交叉核实，保证数据的真实性和准确性。

4.提出备选方案与评价标准

通过深入调查研究，使真正有待解决的问题得以最终确定，使产生问题的主要原因得到明确，在此基础上就可以有针对性地提出解决问题的备选方案。备选方案是解决问题和达到咨询目标可供选择的建议或设计，应提出两种以上的备选方案，以便提供进一步评估和筛选。为了对备选方案进行评估。要根据问题的性质和客户具备的条件，提出约束条件或评价标准，以供下一步应用。

5.备选方案评估

根据上述约束条件或评价标准，对解决问题的备选方案进行评估。评估应该是综合性的，不仅要考虑技术因素，也要考虑社会经济等因素。评估小组应该有一定代表性，除咨询项目组成员外，还要吸收客户组织的代表参加。根据评估结果确定最可行方案。

6.提出最可行方案

最可行方案并不一定是最佳方案，它是在约束条件之内，根据评价标准筛选出的最现实可行的方案。如果客户满意，则系统分析达到目标。如果客户不满意，则要与客户协商调整约束条件或评价标准，甚至重新的限定问题，开始新一轮系统分析，直到客户满意为止。

四、预测分析法

预测分析是管理决策的依据，所谓"凡事预则立，不预则废"。所谓预测就是根据研究对象发展变化的实际数据和历史资料，运用现代的科学理论和方法，以及各种经验、判断和知识，对事物在未来一定时期内的可能变化进行推测、估计和分析。其手段是依据已知来估计未知，目标是减少对未来事物认识的不确定性，以指导决策行动，尽可能地避免决策的盲目性。

（一）预测分析法的类型

根据预测对象、时间、范围和性质等的不同，可将管理中常用的预测分析法分为定性预测法和定量预测法两大类。定量预测法又可分为时间序列分析和因果关系分析两类。

（二）预测分析法的一般步骤

1.确定预测目标

预测是为管理决策服务的。因此，在预测过程中，应遵循科学的预测原则，在正确的预测理论指导下，确定预测的目标，明确预测的对象及具体要求，后者包括预测指标、预测期限、可能选用的预测方法以及需要的基本资料和数据。只有这样，才能做到有的放矢。

2.收集、整理资料

根据预测目标选定的预测方法和具体要求，收集相关的资料和数据。资料收集包括两方面工作：一是对已有历史资料、统计报表、实验数据等进行全面收集，力图做到全面、细致、周全，在此基础上选用符合预测要求的相应数据；二是根据预测要求，对于还欠缺的资料要开展专项调查，通过收集原始数据，以补充历史资料的不足。

3.建立预测模型

根据选定的预测方法，利用各相关数据，就可建立所需的数学模型。在一项预测工作当中，有时候只用一种模型并不能满意地解决预测项目所想解决的问题。因此，可根据需要，同时使用多种数学模型。

4.模型参数估计

根据模型的性质和可能的样本数据，采用科学的统计方法，对模型中的参数进行估计，最终确定选用模型的形式与结构。

5.模型的检验

对模型的合理性及有效性进行验证。模型检验包括：一是对有关假设的检验，如对线性关系的假设、变量结构（变量选取）以及独立性假设等进行统计学检验，确保理论与方法的正确性；二是对模型精度（预测误差）进行检验。经过检验一旦发现模型不合理，则必须对模型进行修正。

6.预测实施与结果分析

采用通过检验的预测模型，使用相关的资料，就可以进行预测，并对预测结果进行有关理论、经验方面的分析。有时还可以对不同模型的预测结果进行比较，以作出更加可信的判断，最终采纳最可靠的预测结果，提供给决策部门。

预测是用已知来预测未知，因此，对未来的预知总会存在某种偏倚，这些偏倚一般会随着预测年代的久远而加大。因此，在预测工作中，应尽可能减少偏差；预测年份也不宜过远，以确保预测的准确性和可靠性。

五、投入产出分析法

（一）投入产出分析法的基本概念

投入产出分析法，作为一种科学的方法来说，是研究经济体系（国民经济、地区经济、部门经济、公司或企业经济单位）中各个部分之间投入与产出的相互依存关系的数量分析方法。

按照列昂惕夫的说法，"投入产出分析"的理论基础和所使用的数学方法，主要来自于瓦尔拉斯的一般均衡模型（瓦尔拉斯 1874 年在《纯粹政治经济学要义》一书中首次提出）。因此，列昂惕夫自称投入产出模型是"古典的一般均衡理论的简化方案"。

（二）投入产出分析法的基本内容

编制投入产出表、建立相应的线性代数方程体系，综合分析和确定国民经济各部门之间错综复杂的联系，分析重要的宏观经济比例关系及产业结构等基本问题。

（三）投入产出分析法的基本特点

1.它从国民经济是一个有机整体的观点出发，综合研究各个具体部门之间的数量关系。整体性是投入产出法最重要的特点。

2.投入产出表从生产消耗和分配使用两个方面同时反映产品在部门之间的运动过程，也就是同时反映产品的价值形成过程和使用价值的运动过程。

3.从方法的角度，它通过各系数，一方面反映在一定技术和生产组织条件下，国民经济各部门的技术经济联系；另一方面用以测定和体现社会总产品与中间产品、社会总产品与最终产品之间的数量联系。

4.数学方法和电子计算技术的结合。

（四）投入产出分析的发展趋势

1.把投入产出模型与运筹学方法结合起来，编制最优化模型。例如，在第 7 届国际投入产出学术会议中，有 40% 以上的报告与编制经济发展的最优计划有关。

2.投入产出分析进一步与计量经济的方法和技术相结合。如用回归分析的方法确定各种经济指标的数量关系，结合计量经济模型进行经济分析等。

3.在编制投入产出表的技术上，已开始利用计算机进行自动编表。德国法兰克福大学的研究人员使用计算机编制地区间的投入产出表，他们在计算机内事先存入一套有关编表、计算和调整，最后打印出所需要地区间的投入产出表。

4.利用投入产出分析方法研究一些社会现象，如环境污染、国际贸易、社会人口、就业问题等。污染问题的研究始于20世纪50年代，为此专门设计了投入产出模型。荷兰的研究结果表明，为消除污染，全国的最终产品的价格将提高1.74%。英国剑桥大学的斯通（Stone）教授在1970年提出了一个研究人口流动的投入产出表。苏联教育、心理学家列昂惕夫认为，投入产出分析还可用于研究教育问题。

5.动态模型和世界模型的研究受到重视。目前已发表了许多不同形式的动态模型。列昂惕夫和世界银行都研究和发表了世界投入产出模型。

参考文献

[1]范春.公共卫生学[M].厦门：厦门大学出版社，2009.

[2]黄素珍，孟良玉，宇文延清，等.公共卫生学[M].北京：中国农业科学技术出版社，2009.

[3]孙桐.常见传染病防治[M].北京：化学工业出版社，2007.

[4]范晓清.传染病防治与日常生活[M].北京：人民军医出版社，2006.

[5]田庚善.常见传染病防治手册[M].北京：北京出版社，2005.

[6]李迎新.实用传染病学[M].天津：天津科学技术出版社，2010.

[7]马骥，赵宏.预防医学[M].4版.北京：科学出版社，2017.

[8]孙贵范.预防医学[M].2版.北京：人民卫生出版社，2010.